GUIDE DE L'ASTHMATIQUE

DE

L'ASTHME

SA NATURE, SES COMPLICATIONS

(Bronchites et Catarrhes pulmonaires chroniques, Emphysème vésiculaire, etc., etc.)

SON TRAITEMENT RATIONNEL. — MASSAGE

PAR

C. J. BERGER

Docteur en médecine de la Faculté de Paris.

PARIS

J. B. BAILLIÈRE ET FILS

LIBRAIRES DE L'ACADÉMIE IMPÉRIALE DE MÉDECINE

Rue Hautefeuille, 19.

LONDRES   NEW-YORK

HIPP. BAILLIÈRE, 219, REGENT-STREET   BAILLIÈRE BROTHERS, 440, BROADWAY

MADRID, C. BAILLY-BAILLIÈRE, 16, PLAZA DEL PRINCIPE ALFONSO

1863

DE

L'ASTHME

PARIS. — IMPRIMERIE DE DUBUISSON ET Cᵉ, 5, RUE COQ-HÉRON.

DE

L'ASTHME

SA NATURE, SES COMPLICATIONS

(Bronchites et Catarrhes pulmonaires chroniques, emphysème vésiculaire, etc., etc.)

SON TRAITEMENT RATIONNEL. — MASSAGE

PAR

C. J. BERGER

Docteur en médecine de la Faculté de Paris.

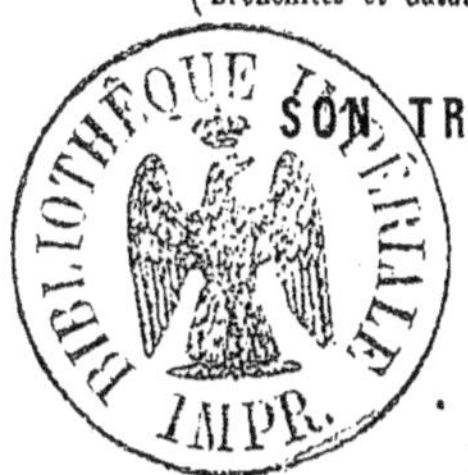

PARIS

J. B. BAILLIÈRE et FILS

LIBRAIRES DE L'ACADÉMIE IMPÉRIALE DE MÉDECINE

Rue Hautefeuille, 19.

1863

AVANT-PROPOS

Malgré le vif désir que j'éprouvais depuis longtemps
de me livrer plus spécialement à l'étude de l'asthme, j'ai
beaucoup hésité à m'y engager sérieusement.

Dès que l'on aborde cette question ardue, on est effrayé
en effet du nombre et de l'importance des travaux qu'elle
a suscités, ainsi que du mérite et même du génie des
auteurs qui l'ont traitée sans l'épuiser; mais ce qui
vous saisit surtout, c'est un découragement subit et profond à la vue de tant d'efforts infructueux pour établir, quant à la *nature* et au *siége* de la maladie, une
doctrine générale acceptable de la majorité des praticiens.

Il m'a paru cependant qu'en dépit de la divergence des opinions qui n'a pas cessé d'exister, le terrain, sur lequel on disputait toujours, se déblayait d'une manière définitive, grâce aux découvertes modernes des affections parasites qui s'y étaient acclimatées ; qu'il devenait plus solide en se limitant mieux, et que l'on commençait à se comprendre quand de part et d'autre on prononçait le mot asthme ; il m'a paru encore que le problème duquel dépendait cette notion précieuse de nature et de siége, sans laquelle on ne peut fonder en pathologie ni en thérapeutique rien de rationnel et de fécond, venait de faire un pas décisif sous l'impulsion récente que lui a donnée la parole autorisée d'un professeur illustre ; il m'a paru enfin qu'ayant ou croyant avoir quelque vérité utile à dire en cette occasion, il était de mon devoir de la proclamer sans consulter mes forces, me rappelant cette maxime de Bacon, citée par M. Marchal (de Calvi), mais avec moins de raison : « Qu'il n'est » pas indispensable, pour avancer, d'être un coureur » agile, et qu'il suffit d'être dans la bonne voie. »

Désireux d'apporter une pierre, si petite qu'elle soit, à l'édifice dont M. Trousseau a jeté les fondements dans ses belles leçons de l'Hôtel-Dieu, j'ai entrepris ce travail, non avec l'ambition d'écrire une monographie complète de l'asthme, mais afin de marquer davantage encore, s'il est possible, la route qu'à mon sens il faut suivre si l'on veut combler enfin les lacunes si regrettables du sujet et retirer de l'ornière cette partie intéressante de la science, pour le plus grand avantage de l'art et des malades.

Je me suis efforcé d'indiquer les conséquences théoriques et pratiques qui me semblent découler naturellement de cette manière philosophique et toute médicale d'envisager l'asthme. Chemin faisant, j'ai cru devoir insister, en parlant de sa thérapeutique, sur quelques applications nouvelles de moyens plus ou moins connus, mais certainement oubliés ou trop délaissés de nos jours, parmi lesquels je citerai les *frictions* simples et médicamenteuses, et plusieurs modes de *pression* et de *percussion* usités dans *le massage*, le massage tel que je le comprends, méthodique et vraiment médical, tel, en un mot, que, chaque jour, je le fais pratiquer avec succès.

Le massage, que la gymnastique suédoise applique au traitement d'un grand nombre de maladies, que les chirurgiens ont remis en honneur dans le traitement de l'entorse, des contractures des muscles, etc., etc., n'est point, il est vrai, un spécifique de l'asthme; mais son emploi judicieux et persévérant, aidé d'une thérapeutique appropriée, concourt certainement avec efficacité à remplir, dans l'asthme, ce triple objet de la médecine, de soulager, de guérir et de prévenir la maladie.

Je signalerai encore son influence heureuse sur les maladies chroniques qui accompagnent l'asthme ou qui en dépendent, sur les bronchites, les catarrhes pulmonaires chroniques, l'emphysème vésiculaire principalement; il sera non moins utile pour prévenir ou dissiper les infiltrations séreuses qui se montrent si souvent à la suite des lésions du cœur concomitantes.

Sans me dissimuler l'imperfection de ce travail, médité depuis plusieurs années, et commencé au milieu des labeurs d'une clientèle pénible, j'espère, et c'est là ma seule ambition, que l'on voudra bien me tenir compte des efforts que j'ai tentés en abordant la question par son côté le plus difficile, et, par-dessus tout, de ma bonne volonté et de mon désir ardent de bien faire.

DE

L'ASTHME

<hr>

CONSIDÉRATIONS GÉNÉRALES

L'asthme est une maladie qui, par sa durée, par la gravité de ses symptômes, par les infirmités qu'elle entraîne avec elle, quelquefois aussi par sa terminaison brusque et fatale, a eu dans tous les temps le triste privilége de fixer l'attention des médecins et de préoccuper les malades.

La curiosité des premiers a été éveillée par ce je ne sais quoi d'imprévu et de mystérieux qui fait de l'asthme une maladie *sui generis*, dont l'allure protéique a défié l'esprit pénétrant des anciens, comme elle semble défier encore l'habileté consommée et la sagacité des observateurs et des maîtres les plus autorisés.

Les seconds, sous l'impression naturelle de souffrances atroces sans cesse renaissantes, se sont résignés bien rarement à les supporter sans essayer de les combattre : la quantité croissante des remèdes prônés est l'indice de leurs constants besoins, leur infidélité habituelle ne les lasse point, ils réclament toujours, et le moment arrive où l'on se trouve heureux quand, de guerre lasse, on peut leur faire envisager leur mal comme un brevet de longue vie !

La richesse de la matière médicale est là, comme ailleurs trop souvent, le signe de la pauvreté de la thérapeutique et l'aveu de notre impuissance. Notre conviction à cet égard se fait en général promptement, trop promptement peut-être, car les malades, que l'on délaisse, n'acceptent qu'à la dernière extrémité la fiche de consolation suprême qui leur est offerte, et vont bientôt frapper à la porte de la médecine illégale et du charlatanisme, ces deux plaies toujours saignantes de la profession médicale et de la société.

Ce qu'il est pénible d'avouer, c'est que, dans l'état actuel de nos connaissances, cela ne peut guère être autrement. Comment, en effet, réagir utilement sur la pathologie et la thérapeutique d'une affection dont nous ne connaissons ni la nature, ni le siége, sur le nom de laquelle peu de personnes sont d'accord, et qui même a été niée?

Peu de maladies, dans le cadre nosologique, ont subi plus de vicissitudes que l'asthme; la signification du nom a varié suivant les temps, les opinions, les systèmes. Tout a été dit, écrit, inventé pour expliquer ses phénomènes ; les théories les moins fondées, toujours subtiles, souvent absurdes, ont été imaginées dans ce but ; c'est à peine si de rares éclairs de génie ont pu, de temps à autre, percer la nuit dont elles ont enveloppé cette physionomie morbide saisissante; la confusion qui en est résultée dure encore, et, malgré les découvertes les plus utiles et les plus brillantes, il est toujours permis de se poser cette question :

Qu'est-ce que l'asthme ?

Si l'on répond jamais à cette question d'une manière satisfaisante, ce n'est pas en imitant le passé dans ses égarements, en ajoutant d'autres théories aux anciennes, en don-

nant un nouvel essor aux imaginations ; on ne ferait ainsi que perpétuer le chaos duquel sans doute Pinel entendait parler quand il a écrit ce qui suit : « On a tant abusé, en
» médecine, du raisonnement, en se livrant à des théories
» abstraites ; on a tellement défiguré et chargé cette science
» d'une immensité de volumes, que pour réprimer un essor
» vain et dangereux de l'imagination, source intarissable de
» fausses prétentions et d'erreurs, il faut n'admettre pour
» fondements de la science médicale que des faits choisis et
» bien ordonnés, et les inductions, tirées des faits, les plus
» directes et les plus immédiates. »

Pinel réagissait alors contre des abus flagrants et déplorables ; mais, un penseur original et profond l'a fait remarquer (1), en voulant empêcher les écarts d'une imagination *frivole* et *versatile* et du *raisonnement*, Pinel a dépassé le but. Il a, par ses successeurs immédiats, supprimé ces deux forces sans lesquelles il est difficile à l'esprit de concevoir un travail de *synthèse*, et de s'élever à *l'idée générale* qui fait la science.

Appuyons-nous sans cesse sur les découvertes qui ont illustré la science, aidons-nous de l'observation exacte et rigoureuse des faits, ne négligeons pas l'étude des choses *visibles* ; mais si nous voulons conclure, il est indispensable pour nous d'aller plus loin : s'il est vrai que la maladie ne soit qu'un *symptôme*, une *manifestation*, le *reflet varié*, l'*étiquette*, l'*enseigne* ou la *signature* de dispositions innées ou acquises, il nous faudra poursuivre au sein même de l'organisme vivant ces choses *nécessaires* quoique *invisibles*, et l'on craindra moins de s'égarer dans ces recherches périlleuses en s'aidant des ressources positives qu'offre la science moderne à ceux qui savent s'en servir.

On a signalé, déjà, la tendance heureuse de quelques

(1) M. Marchal, de Calvi.

esprits clairvoyants à faire rentrer la médecine dans la voie de la tradition, abandonnée un instant par la préoccupation trop exclusive des lésions révélées par l'anatomie pathologique : nulle part, dans ces derniers temps, on ne s'en est plus écarté que dans l'asthme, et l'on a récolté la confusion et le néant ; comme la plupart des anciens médecins, depuis Hippocrate, mais plus heureux qu'eux, puisque maintenant nous pouvons appuyer les vues de l'esprit sur des bases solides ; comme MM. Trousseau, François (de Louvain), Marchal (de Calvi), les médecins de Saint-Louis et tant d'autres, ne craignons pas de remonter jusqu'à l'idée primordiale de cause et de nature, et restituons aux diathèses la large part qui leur appartient dans l'interprétation vraiment médicale des affections qui leur sont *inféodées*.

C'est donc au point de vue de son origine diathésique que je vais étudier l'asthme, et comme la diathèse jouera ici le rôle principal, je dirai en son lieu ce que, généralement, on entend par ce mot et l'état actuel de la science sur ce sujet.

ÉTYMOLOGIE

Le mot asthme, en grec ἄσθμα, vient de ἄω ἀσθμαίνειν, haleter, respirer péniblement ; étymologiquement, ce mot signifie difficulté de respirer, essoufflement, il est synonyme de dyspnée.

On ne peut pas dire, aujourd'hui, que toute dyspnée doive être considérée comme un asthme, mais c'était là la pensée de l'antiquité, qui prenait ce mot dans son acception la plus légitime. L'asthme étant une dyspnée, et toutes les affections de ce genre étant confondues par eux, les anciens médecins, dit M. Lefèvre, qu'il faut citer dès que l'on parle d'asthme, en formèrent trois classes, afin d'y mettre de l'ordre : la première, considérée comme la plus simple, avait conservé le nom de *dyspnée*; la seconde, un peu plus grave, avait pris le nom *d'asthme*; la troisième, enfin, était *l'orthopnée*, offrant le summum de difficultés qui peuvent s'opposer à l'acte respiratoire.

Dans cette sorte de classification, la dyspnée asthmatique n'indique pas une dyspnée spéciale, elle marque seulement le degré de l'affection générique, et comme celle-ci se montre dans une foule de maladies très différentes de leur nature et qui n'offrent entre elles d'autre point de contact que ce symptôme, la distinction produisit peu de chose

Dans un temps où l'anatomie pathologique était dans l'enfance de l'art, les médecins ont fait comme font encore les gens du monde, ils se sont attachés au symptôme qui les frappait le plus, et non pas aux lésions qui leur échappaient et dont ils ne pouvaient se rendre compte.

Le cadre des dyspnées asthmatiques s'enrichit successivement de tous les états morbides quels qu'ils fussent, où l'anhélation se faisait sentir d'une manière quelque peu notable et persistante; il en résulta une collection de faits étranges et contradictoires qui, selon les besoins du système dominant et les nécessités de la pratique médicale, fut divisée en variétés et en espèces tellement nombreuses, qu'elles firent de l'asthme la famille la plus considérable peut-être de la nosologie.

Une grande partie des asthmes, reconnus comme tels par les anciens et les personnes étrangères à l'art, n'étaient pas autre chose que des affections du cœur, des gros vaisseaux, des bronches, des poumons, etc., etc. Grâce aux travaux des Laënnec, des Rostan, des Louis, des Bouillaud, des Piorry, il n'est plus permis de leur donner ce nom, ni d'appeler ainsi des collections de pus ou de sérosité dans la plèvre et dans le péricarde. Il a donc fallu distinguer; mais les besoins étaient si grands que, par une réaction familière aux choses d'ici-bas, après avoir donné à l'asthme une extension aussi démesurée, on en vint, un instant, à nier l'existence même de cette affection, comme maladie indépendante, tant il était difficile alors de la rencontrer isolée d'une lésion organique quelconque. C'était là l'abus d'une réforme utile, et la médecine moderne, grâce aux progrès incessants de l'anatomie pathologique, éclairée par la physiologie expérimentale et la clinique, en séparant de l'asthme les dyspnées, symptomatiques seulement, des affections que je viens de citer, a prouvé qu'à côté ou en dehors d'elles il existait un état particulier, ayant sa physionomie propre, auquel elle a réservé le nom d'asthme et dont elle a fait l'asthme nerveux, essentiel, idiopathique.

L'affection ainsi restreinte, quoique révoquée en doute par les organiciens et les anatomo-pathologistes exclusifs, existe bien à l'état d'espèce morbide : c'est une maladie complète, exclusive, et nous espérons bientôt le démontrer, lorsque nous reprendrons cette question, en nous efforçant de l'agrandir et en lui donnant, à notre point de vue, sa signification véritable et sa base la plus solide.

ANATOMIE ET PHYSIOLOGIE

Avant de passer à l'étude de l'asthme il me paraît utile de donner une idée sommaire de l'anatomie et de la physiologie des organes respiratoires.

Cette exposition, restreinte à ce qu'il est nécessaire de connaître pour se rendre compte du rôle que jouent ces organes dans la production des phénomènes mécaniques de l'asthme, nous apprendra comment « la respiration est difficile dans cette affection, comment des forces tenues en » réserve ménagent l'entrée de l'air atmosphérique, comment

» enfin les trames des organes thoraciques, les centres ner-
» veux et les ganglions du grand sympathique souffrent de
» cet état de gêne et trouvent dans le retour fréquent de ces
» souffrances des causes suffisantes de malaise, de douleur,
» de désorganisation. » (Théry.)

La fonction de la respiration se compose de deux ordres
de phénomènes : 1° de phénomènes chimiques ; 2° de phénomènes mécaniques. Elle a pour but l'absorption des
substances gazeuses nécessaires à l'entretien de la vie, et
l'expulsion de ces mêmes gaz, devenus plus ou moins impurs
après qu'ils ont accompli l'hématose.

Les poumons, organes essentiels de cette fonction, sont
situés dans la poitrine ou thorax, sorte de cage osseuse où
ils se meuvent librement. Les côtes, arcs mobiles qui en
forment les parois, sont articulées à leurs extrémités ; elles
s'élèvent et s'abaissent alternativement à l'aide de puissances
musculaires diverses. Ces mouvements constituent ce que
l'on appelle le jeu de la respiration.

Un conduit musculo-membraneux, la trachée-artère, introduit l'air dans les poumons par l'intermédiaire des bronches, qui en sont la continuation.

Il commence au larynx et se partage, au niveau de la
troisième vertèbre dorsale, en deux branches, auxquelles, je
viens de le dire, on a donné le nom de bronches.

Le diamètre de la trachée-artère est de 15 à 16 millimètres,
sa forme est cylindroïde en avant et sur les côtés, elle est,
dans ces parties, formée de demi-cerceaux cartilagineux,
dont la symétrie diminue à mesure qu'on s'approche de la
division bronchique ; en arrière, elle est aplatie et constituée
par des tissus ligamenteux et musculaires.

Les deux bronches inférieures (une pour chaque poumon)
se subdivisent elles-mêmes à l'infini, et leurs dernières divisions pénètrent dans la substance propre du poumon.

Les bronches, quel que soit leur calibre, sont revêtues
d'anneaux cartilagineux comme la trachée-artère, mais ceux-

ci diminuent successivement de volume, perdent leur forme annulaire, ne forment plus que des plaques, des grains irréguliers ; leur consistance décroît, et ils finissent par disparaître tout à fait dans les ramuscules membraneuses qui forment le tissu vésiculaire des poumons.

« Une membrane fibreuse joint tous ces corps ; elle com-
» mence au cartilage cricoïde, s'amincit à mesure qu'elle
» s'enfonce dans les poumons, et, d'après Reisseissen, finit
» avec les grains cartilagineux dont nous venons de parler.
» A sa partie postérieure, elle est en contact immédiat avec
» une couche de fibres musculaires transversales, qui s'atta-
» chent aux extrémités des cerceaux cartilagineux et com-
» plètent le canal formé par eux ; cette couche musculaire
» joue, suivant Reisseissen, un grand rôle dans les fonctions
» des conduits aérifères. A mesure que les cerceaux carti-
» lagineux diminuent d'étendue et se déforment, ces fibres
» deviennent de plus en plus circulaires. Reisseissen les a
» suivies très loin, et il pense que cette couche se pro-
» longe jusqu'aux extrémités des rameaux bronchiques. »
(Cloquet.)

La nature musculaire de ce tissu, longtemps discutée, a été mise hors de doute par les expériences de M. Longet, qui l'a vu se contracter par l'action des courants électriques appliqués au nerf pneumogastrique.

A l'intérieur de cette couche musculaire transversale, on trouve un sillon de fibres longitudinales élastiques, que l'on suit à travers la membrane muqueuse et dans toute son étendue, mais surtout à la face postérieure de la trachée, et jusque dans ses divisions et ses subdivisions. Unies d'une manière intime à cette membrane, ces fibres l'enveloppent complétement. *Elles sont les antagonistes des fibres musculaires en ce qu'elles raccourcissent la trachée-artère et les bronches pendant l'expiration et qu'elles relèvent le poumon.*

Ces fibres ont été étudiées avec le plus grand soin par Reis-

seissen; elles se prolongent jusque dans les dernières ramifications bronchiques.

M. Gratiolet, qui a eu l'occasion d'étudier la nature du
poumon sur un éléphant mort au Jardin-des-Plantes, a démontré la réalité de leur existence, sur laquelle on a fondé
la théorie la plus plausible de la dyspnée asthmatique, je
veux dire la théorie du spasme.

La membrane muqueuse qui tapisse les conduits aérifères
est la continuation de celle qui revêt la cavité buccale, elle
règne sans discontinuité du larynx aux dernières ramifications
bronchiques; d'un aspect blanc jaunâtre, elle présente des
rides très prononcées, qui dessinent le trajet des fibres longitudinales placées au-dessous d'elle. Elle est criblée par les
orifices des canaux mucipares, et les cils vibratils qui la
recouvrent semblent se mouvoir de manière à diriger le
mucus vers les voies supérieures. A mesure qu'elle pénètre
dans les poumons, sa structure se modifie en vue de ses fonctions nouvelles. Elle diminue successivement d'épaisseur et
de consistance : le derme s'amincit, l'épithélium est nul, et
l'élément vasculaire diminue en vue d'une absorption plus
facile des gaz destinés à vivifier le sang.

Les nerfs de l'appareil respiratoire appartiennent au nerf
pneumo-gastrique et au grand sympathique ; ils composent
les plexus pulmonaires antérieur et postérieur et suivent les
tuyaux bronchiques jusqu'à leurs dernières extrémités.

Les vaisseaux sanguins du poumon sont les vaisseaux
bronchiques qui servent à la nutrition de son tissu propre,
et les vaisseaux, artères et veines, instruments de l'hématose ;
ces derniers seulement ont ici de l'importance, à cause de
la stase du sang dans les poumons et de l'engorgement de
ces vaisseaux, qui compliquent les phénomènes propres de
l'asthme et ajoutent aux chances d'apoplexie pulmonaire et
cérébrale dans cette affection.

L'artère pulmonaire émerge du ventricule droit du cœur,
elle porte au poumon le sang qui en provient, lequel doit y

subir les changements chimiques qui résultent de son contact avec l'oxygène de l'air ; ce vaisseau se ramifie comme les bronches qu'il enserre d'un réseau très ténu à ses extrémités ; il se transforme en capillaires veineux et devient l'origine des veines pulmonaires. Ces dernières s'abouchent successivement entre elles et forment quatre troncs principaux, qui se terminent dans l'oreillette gauche du cœur.

Le cœur, les gros vaisseaux qui en émanent, ceux qui viennent y déboucher, renfermés aussi dans la poitrine, sont donc en rapports anatomiques et fonctionnels intimes avec l'appareil aérifère, et les troubles de l'un retentissent nécessairement sur les autres, et réciproquement ceux de l'appareil respiratoire sur le poumon.

Les viscères abdominaux situés sous le diaphragme, sujets à des changements de volume fréquents, soit à cause de leurs fonctions, soit à cause de leurs maladies, peuvent agir directement sur ces deux appareils et les affecter ensemble ou séparément.

Les vaisseaux lymphatiques sont nombreux ; ils paraissent tirer leur origine des cellules ; leurs troncs principaux s'ouvrent sur le canal thoracique, près de son embouchure dans la veine sous-clavière.

La trachée-artère et les bronches, à leur bifurcation, sont recouvertes d'un assez grand nombre de glandes de forme et de volume variables ; ce sont les glandes bronchiques ; leur couleur est noire et leur tissu est mou.

En résumé, le poumon, constitué par l'extension du tégument interne, se trouve composé : 1º d'un squelette cartilagineux ; 2º de ligaments qui servent à réunir les différentes pièces du squelette ; 3º de faisceaux élastiques qui contribuent au raccourcissement des bronches ; 4º de faisceaux musculaires qui servent à les rétrécir ; 5º de vaisseaux sanguins et lymphatiques ; 6º de glandes et de cryptes muqueuses ; 7º de tissus adipeux et cellulaires.

M. Bazin admet, en outre, l'existence d'une capsule élastique qui, se divisant et se subdivisant comme les bronches, servirait à séparer leurs diverses ramifications ; elle concourt à l'expiration, et son action est antagoniste à celle du muscle bronchique.

Les artères et les veines pulmonaires d'une part, de l'autre la trachée et les bronches, amènent mécaniquement le sang et l'air atmosphérique vers les vésicules pulmonaires, où leur contact donne naissance aux phénomènes chimiques de la respiration et produit l'hématose, but final de cette fonction nécessaire.

L'entrée de l'air dans la trachée-artère et les bronches a lieu par l'action des muscles qui président à l'ampliation de la cavité thoracique : aussitôt que la poitrine commence à s'écarter, le vide s'opère dans les tubes bronchiques, et, la pression atmosphérique aidant, l'air s'y précipite, suit le vide et pénètre jusqu'aux vésicules pulmonaires. En même temps, le diaphragme s'abaisse et refoule les organes abdominaux.

Dès que ces muscles ont cessé d'agir, les parois de la poitrine reviennent sur elles-mêmes, le diaphragme et les viscères refoulés remontent, les tissus élastique et musculaire des bronches, dont la résistance avait été vaincue, se resserrent et se contractent, et l'air qu'ils repoussent sort du poumon par les mêmes voies qu'il vient de parcourir, mais en sens inverse.

Il résulte de tous ces mouvements bien coordonnés :

1º Que le poumon est *passif dans l'inspiration et actif dans l'expiration;*

2º Que les muscles respirateurs sont *actifs dans l'inspiration et passifs dans l'expiration;* ces phénomènes importants, selon la remarque de M. Trousseau, se reproduisent dans les autres organes à fibres creuses, tels que le cœur, la vessie, l'utérus, également *passifs* pour recevoir et *actifs* pour expulser ce qu'ils ont reçu. L'oreillette droite se dilate *passivement* pour recevoir le sang veineux qu'elle renvoie

activement, en se contractant, au ventricule droit qui, *passif*
à cet instant, devient *actif* pour le lancer dans le poumon.
Cela se passe ainsi dans le cœur, ainsi dans la vessie qui
se distend *passivement* pour contenir l'urine qui s'y accumule sans cesse et agit *activement* pour son expulsion ; ainsi
dans l'utérus pour les produits de la conception.

Les fibres musculaires de ces organes se distendent passivement jusqu'au point précis où la sensibilité contractile
dont ils sont doués doit s'éveiller et justifier leur intervention
au milieu *des mouvements synergiques* nécessaires au jeu
régulier des organes, et par suite à l'accomplissement normal
des fonctions qui leur incombent.

Dans l'état normal et pendant la veille, les inspirations et
expirations qui composent l'ensemble de l'acte respiratoire
sont de 15 à 20 par minute ; le cœur se contracte de 60 à 80
fois dans ce même espace de temps. — Dans le sommeil, la
respiration est plus rare, le diaphragme est à peu près passif,
aussi les causes les plus légères peuvent alors la modifier.
« Est-ce le motif pour lequel les crises de l'asthme survien-
» nent ordinairement pendant la nuit, et non point au mo-
» ment même où la cause productrice du désordre agit sur
» l'individu ? » (Théry.)

La quantité d'air qui pénètre dans le poumon à chaque inspiration varie non-seulement suivant l'état de santé ou de
maladie, de calme ou d'agitation, mais aussi suivant l'âge et
le sexe ; le volume d'air dont on a besoin augmente graduellement avec l'âge, et quelques observateurs ont remarqué
que chez les jeunes femmes la respiration était un peu plus
lente que chez les hommes de leur âge.

Ainsi se passent ces phénomènes importants dans l'état
normal et au repos, mais si le besoin de respirer augmente
par suite d'une action violente et prolongée ou par maladie,
la force musculaire employée à satisfaire ce besoin est proportionnée à la résistance que l'air éprouve à pénétrer dans
le poumon , le nombre des muscles respirateurs s'étend

considérablement, et, dans un besoin extrême, le système musculaire entier entre en jeu pour aider à l'accomplissement de la fonction entravée.

N'est-ce pas là ce qui a lieu dans l'asthme?

Nous avons vu que les poumons sont doués d'une contractilité active pendant l'expiration, et que probablement les fibres musculaires des bronches ont une influence considérable dans cette faculté : ceci est bon à retenir, car du moment où cette faculté est admise, il est rationnel de penser, comme M. Lefèvre, qu'elle peut être lésée soit en plus soit en moins, et produire des symptômes de spasme ou de paralysie.

Le spasme des fibres musculaires peut seul expliquer la rapidité avec laquelle survient le danger de la suffocation et la rapidité avec laquelle il cesse. Physiologiquement, ces fibres servent à diminuer le volume d'air qui, à la fin de chaque respiration, reste dans les voies aériennes, ce qui fait que l'hématose ne cesse pas un seul instant et que l'organe est maintenu en équilibre avec la pression atmosphérique ; elles régularisent l'entrée de l'air et sa distribution ; elles s'opposent à la dilatation forcée des conduits aérifères et des vésicules, et protégent le poumon contre les corps étrangers, attirés si souvent par l'inspiration dans la trachée-artère et les bronches ; elles entravent leur libre parcours, et, par leurs contractions spasmodiques, donnent le temps aux mucosités de se former et à la toux de les entraîner.

Quand cette contraction est poussée trop loin, les accidents ne tardent pas à se montrer : l'air n'arrive plus que péniblement dans les cellules pulmonaires, le mucus s'y accumule, les organes de la poitrine se congestionnent, et si le sujet est prédisposé, les phénomènes de l'asthme éclatent avec une intensité proportionnée à la force et à la durée du spasme.

La membrane muqueuse qui tapisse les bronches n'est pas seulement, comme la peau dont elle émane, le siége d'une exhalation considérable que l'air expiré entraîne incessamment avec lui, elle est aussi lubrifiée par le mucus prove-

nant des orifices mucipares ; ce mucus est en partie emporté par l'action dissolvante de l'air, en partie résorbé ; mais
quand il s'accumule dans les conduits aériens en quantité
suffisante pour devenir pénible et gêner la respiration, il est
expulsé par la toux, sorte de convulsion des muscles respiratoires dont le diaphragme est un agent actif, mais dans
laquelle les fibres musculaires bronchiques jouent le rôle le
plus puissant et le plus nécessaire. On comprend, en effet,
qu'elles seules agissent quand le mucus bronchique occupe
la partie la plus reculée des conduits aériens, et que, dans cet
état, l'air ne peut pas pénétrer derrière lui : la couche musculaire des bronches se moule sur le mucus, le presse et
le pousse dans une bronche supérieure libre de mucus et
distendue par l'air ; exprimé à son tour, l'air se mélange
avec le mucus et se trouve enfin emporté avec lui sous forme
de crachats d'aspect et de densité variables.

C'est ainsi que, dans l'état de santé et même de maladie,
les mucosités et les sécrétions sont continuellement conduites
des petites bronches dans les grosses, qui sans cela obstrue-
raient l'organe.

De là, une suite non interrompue de contractions physiologiques insensibles. « Mais, dit M. Théry, que cette con-
» traction se fasse sous des influences inconnues dans l'état
» de santé, qu'il y ait erreur, et ne voyez-vous pas l'inspira-
» tion rendue plus difficile, et déjà poindre une série de
» phénomènes dont l'ensemble constituera les phénomènes
» de l'asthme ? »

Si maintenant on examine les nerfs dont les filets termi-
naux animent les fibres musculaires, on les voit, ici, émerger
des grands centres nerveux par le pneumo-gastrique ; là, du
système ganglionnaire par les branches du plexus pulmonaire, unique pour les deux poumons ; ces nerfs, qui, de la
racine des poumons s'étendent sur les bronches, se rendent,
après mille détours, dans le bulbe rachidien et se plongent
dans les éminences latérales que la physiologie expérimen-

tale considère comme étant destinées, d'une manière toute spéciale, aux fonctions de la respiration.

Donc, par l'anatomie seule, on arrive à cette conclusion, à savoir : que toute cause qui viendra irriter les extrémités de ces nerfs sur la muqueuse aérienne, ou qui viendra agir sur un de leurs points d'origine ou de départ, sur un point quelconque de leur trajet, pourra amener des mouvements désordonnés dans les fibres musculaires des bronches, et peut-être modifier d'une manière fâcheuse la force expansive, l'élasticité des poumons.

Cependant, en adoptant cette manière de voir, je dirai avec M. Trousseau, qu'avant toute cause directe, déterminante, il existe chez le sujet frappé de cette maladie une prédisposition nécessaire spéciale, qui donne à l'affection la physionomie et l'allure qui lui est propre.

En attendant la preuve du fait, je m'appuierai, dès ce moment, pour l'établir sur l'opinion de M. Jolly, cité par plusieurs auteurs : « Ajoutons, dit-il, que, dans la plupart des
» cas, l'invasion des accès exige, indépendamment des lésions
» organiques qui peuvent la favoriser, le concours d'une dis-
» position toute particulière du système nerveux, en même
» temps que l'influence des causes accidentelles ; mais c'est
» cette disposition spéciale, cette aptitude à recevoir cer-
» taines influences extérieures, d'où résultent plus ou moins
» rapidement le spasme des tuyaux bronchiques, l'augmen-
» tation du besoin de respirer, en un mot, l'asthme, qu'il
» nous est impossible de saisir. »

Pour moi, l'affection organique n'est nullement nécessaire à la production de l'asthme. On verra les causes accidentelles manquer, et l'explosion morbide se faire spontanément. La prédisposition spéciale, sans laquelle elle ne saurait avoir lieu, résulte de la diathèse, en puissance de laquelle on est actuellement, et dont l'agent principal, sinon l'unique, est l'hérédité. La maladie n'en est que le symptôme isolé ou l'un des symptômes seulement.

DÉFINITION

On doit entendre par le mot asthme une affection apyrétique, revenant d'une manière intermittente, le plus souvent irrégulière, sous forme d'accès, et caractérisée par une suffocation avec convulsion spasmodique des muscles respirateurs, après laquelle les fonctions pulmonaires reprennent leur régularité accoutumée.

Cette définition est uniquement fondée sur les symptômes; nous verrons plus loin si, dans l'état actuel de la science, il est permis de lui en donner une autre plus réelle et plus précise, que l'on baserait sur la connaissance du siége et de la nature de l'asthme.

DESCRIPTION

PRODROMES.

Ordinairement, l'accès débute brusquement; il peut être aussi précédé de symptômes précurseurs; ils surviennent le plus souvent après un certain nombre d'accès; après s'être montrés, ils peuvent disparaître pour revenir ou non, sans règle et indifféremment. Ils sont nombreux et divers comme les idiosyncrasies; aucun d'eux n'est nécessaire, puisqu'ils peuvent manquer en totalité; ils n'ont d'importance qu'au point de vue étiologique de l'asthme, par la ressemblance qu'ils affectent avec les symptômes singuliers que les goutteux, les hémorrhoïdaires, tous ceux qui sont atteints d'une affection diathésique profonde, présentent fréquemment à l'observateur le moins attentif, ce qui est un indice de plus de la similitude d'origine que je lui vois avec ces maladies d'apparences si différentes.

Les plus remarquables sont ceux que présentent les voies digestives, par suite de la solidarité établie entre tous les organes de la digestion, de la respiration et de la circulation par la communauté du système nerveux, et particulièrement par les connexions du grand sympathique avec les nerfs phréniques.

Ces symptômes sont une plénitude vers le creux de l'estomac, un état de malaise dans cet organe, des flatuosités, des aigreurs, une saveur particulière de la salivation, tous les désordres de la dyspepsie : besoins fréquents d'uriner, urines rares ou abondantes, *pâles et blanches comme dans l'hystérie*, envies fréquentes d'aller à la selle sans rien obtenir.

Du côté des voies respiratoires, c'est un sentiment de chatouillement dans le larynx et dans la trachée ; de la sécheresse et du picotement dans les voies aériennes, dans les narines, dans les oreilles ; de la dyspnée, *du coryza surtout*, et parfois des bronchites et des catarrhes.

La circulation est troublée ; bien qu'apyrétique, l'affection est parfois précédée de fièvre ; la chaleur du corps augmente ; il y a de la pesanteur dans la tête, spécialement dans la région frontale et sur les orbites ; une inaptitude au mouvement et le désir de se coucher, provoqué par une sorte d'assoupissement.

Le système nerveux est également affecté ; le caractère se modifie, l'irascibilité augmente ; le malade repousse les personnes environnantes, et, quand il se met au lit, son sommeil est interrompu par une agitation toujours croissante, et le paroxysme se déclare.

PAROXYSME.

Dans l'impossibilité où je suis de refaire, sans l'amoin-

drir, le tableau si dramatique et si complet de l'accès de
l'asthme, donné par M. Trousseau dans sa clinique de l'Hôtel-Dieu, je m'empresse de le reproduire *in extenso :*

« Un individu, jouissant de la plénitude de la santé, se
» couche aussi bien portant que d'habitude et s'endort tran-
» quillement. Une heure, deux heures après, il est brusque-
» ment réveillé par un accès d'oppression des plus pénibles.
» Il éprouve dans la poitrine un sentiment de compression
» et de resserrement, une gêne considérable ; sa respiration
» est difficile et accompagnée d'un sifflement laryngo-tra-
» chéal pendant l'inspiration. Cette dyspnée, cette anxiété
» augmentent ; le patient se lève sur son séant, appuyé sur
» les mains, les bras ramenés en arrière, la face bouffie,
» quelquefois livide, rouge, violacée, les yeux saillants, la
» peau couverte de sueur. Il est bientôt obligé de se jeter
» hors de son lit, et si l'appartement qu'il habite n'est pas
» suffisamment élevé de plafond, il court ouvrir la fenêtre
» pour chercher au dehors l'air qui lui manque. Cet air libre
» le soulage. Cependant l'accès dure une heure, deux heures,
» plus encore. Puis l'orage se calme ; le visage reprend sa
» coloration naturelle et se dégonfle ; les urines, d'abord
» claires et assez fréquentes, deviennent plus rares, plus
» rouges et laissent quelquefois déposer un sédiment. En-
» fin, le malade se couche et reprend son sommeil violem-
» ment interrompu. Le lendemain, il se met à ses affaires,
» mène sa vie habituelle, n'ayant souvent que le souvenir
» de ses souffrances passées. Mais quelques-uns aussi con-
» servent une sensation plus ou moins vague de constriction
» dans la poitrine ; les mouvements du corps peuvent rendre
» la respiration plus difficile et plus laborieuse. D'autres se
» plaignent, après les repas, de flatulences de l'estomac et
» d'assoupissements auxquels ils ne sont pas accoutumés.
» Le soir, presque à la même heure, l'accès se répète, abso-
» lument semblable à celui de la veille, cédant comme lui
» pour revenir encore le lendemain, et revenant ainsi pen-

» dant trois, quatre, cinq, dix, vingt et même trente jours.
» Ces accès constituent la véritable attaque d'asthme ; cette
» attaque, dont les retours ne sont subordonnés à aucune
» règle, ne se renouvelle, chez quelques individus, qu'après
» quatre, cinq années ; chez d'autres, elle se renouvelle tous
» les ans et plus souvent encore. »

Telle est, suivant M. Trousseau, la forme ordinaire de l'asthme essentiel, survenant sans cause occasionnelle, saisissable, sans être lié à aucune lésion organique susceptible d'être démontrée.

Dans la pratique, cette forme est loin d'être aussi simple et aussi dégagée de complications, elle a une multitude de variétés.

Les accès peuvent être très légers ; ils s'arrêtent quelquefois aux prodromes, au coryza, par exemple, comme l'épilepsie au simple vertige ; d'autres fois, sous l'influence de certaines dispositions, de certaines causes déterminantes, de certaines altérations organiques, ils se présentent de la manière la plus effrayante pour les assistants et pour le malade. Dans ces moments de dyspnée extrême, le malade se plaint de strangulation ; l'anxiété est affreuse ; la défaillance arrive et peut entraîner la perte de connaissance ; le cœur bat avec force, les syncopes se succèdent avec opiniâtreté, les extrémités se couvrent d'une sueur froide ; le pouls, d'une irrégularité extrême, est à peine senti sous les doigts ; la parole est impossible, et si, à ce moment, l'expectoration n'apporte pas quelque rémission dans ces symptômes terribles, la scène peut cesser tout à coup par une fatale terminaison. (Théry.)

SYMPTOMATOLOGIE

SYMPTÔMES CARACTÉRISTIQUES.

Le sifflement trachéal, la toux suffocante, les convulsions des muscles inspirateurs, la dyspnée et la périodicité, tels sont les symptômes essentiels dont l'ensemble constitue un accès d'asthme.

EXPECTORATION.

Viennent ensuite les crachats, d'abord rares et limpides, puis visqueux, abondants et plus ou moins colorés en gris, jaune ou vert, perlés ou vermicellés, qui terminent la crise et manquent cependant quelquefois.

RESPIRATION.

Les inspirations sont plus fréquentes que dans l'état de santé : de quinze à vingt, elles montent de trente à quarante.

RÂLES.

Au commencement de l'accès, le bruit respiratoire est affaibli, et disparaît momentanément dans certains points de la poitrine, pour reparaître ensuite et s'obscurcir en d'autres points.

A mesure que les mucosités se forment et s'accumulent, l'oreille perçoit, même à distance, des râles sibilants plus ou moins aigus, qui imitent les piaulements des oiseaux ; ces râles, peu à peu, deviennent humides et se changent, à la fin de l'accès, en râles muqueux ; il existe, en outre, des râles vibrants. La poitrine, percutée pendant les accès, fournit souvent un son plus clair que dans l'état normal. Cette différence n'est que passagère et indique un emphysème temporaire.

DYSPNÉE.

La dyspnée de l'asthme est essentiellement différente de
celle qui existe dans les affections organiques de la poitrine,
des gros vaisseaux et du cœur ; causée par la constriction violente des muscles bronchiques, l'air ne pénétrant qu'incomplétement dans le tissu pulmonaire, l'hématose languit, l'asphyxie est imminente ; le besoin impérieux d'amener l'air
dans les vésicules agit sur les organes musculaires et les
excite à des mouvements d'une extrême violence, mais arrivant peu à peu à leur maximum de force, et qui, l'obstacle
vaincu, décroissent de même, s'éteignent et laissent l'individu qui les a éprouvés dans un état de santé parfaite, jusqu'à la réapparition d'une nouvelle crise. La cause du spasme,
malgré qu'elle échappe aux sens, existe toujours, et les crises
nouvelles qu'elle fait naître donnent à cette dyspnée son caractère, qui est la périodicité.

DYSPNÉES ORGANIQUES, CARACTÈRES DIFFÉRENTIELS.

La dyspnée symptomatique des affections organiques se
caractérise par la fréquence, la brièveté de la respiration,
plus que par la violence des mouvements musculaires. Dans
les maladies du cœur, son invasion est ordinairement brusque ; l'oppression ne cesse jamais aussi complétement que
dans l'asthme. Toujours imminente, la moindre émotion, un
exercice un peu plus violent que d'habitude, peuvent réveiller ses paroxysmes ; de même, dans les affections de la poitrine, la respiration est courte, suspirieuse ; si les altérations
organiques rétrécissent le champ où elle s'exerce, sa fréquence supplée aux besoins de l'hématose ; elle est persistante, et si elle diminue, c'est par le progrès même de la
maladie. Dans l'asthme, les accès peuvent diminuer d'intensité, mais c'est par les progrès de l'âge, et parfois alors ils se

réduisent à un étouffement presque habituel et à une dyspnée sans sifflements.

POULS.

Le pouls, faible au début, augmente de fréquence et devient plus fort à la fin du paroxysme ; il est régulier quand l'asthme existe sans complications du côté des centres circulatoires ; dans le cas contraire, il se modifie, devient intermittent, et même disparaît par moments, suivant le degré de la lésion coïncidente et la gravité de la complication.

URINES.

Les urines qui, dans les symptômes précurseurs et au début de l'accès, *sont incolores et limpides comme dans les affections nerveuses*, se foncent peu à peu et laissent déposer *souvent un sédiment très prononcé* quand il est fini.

L'ASTHME SUIVANT LES AGES

Chez les vieillards.

Les nécessités de la respiration chez les vieillards, les altérations organiques et les complications diminuent chez eux l'intensité des accès d'asthme, et le transforment en dyspnées catarrhales, dont les paroxysmes sont plus courts, mais plus fréquents, et pour ainsi dire habituels.

Chez les enfants.

Chez les enfants, l'asthme, quand il se présente, et cela arrive plus souvent qu'on ne le pensait jadis, la physionomie est toute autre. Au début de ma carrière médicale, j'ai été plus d'une fois surpris par des accidents de suffocation quelquefois très intenses, se manifestant plus ou moins soudainement chez des enfants de trois à dix ans, dont les poumons

accusaient à l'auscultation des râles sous-crépitants très nombreux, et le cortége le plus effrayant de tous les symptômes
de la pneumonie capillaire et catarrhale la plus évidente en
apparence : le pouls, la chaleur de la peau, la fièvre enfin,
et surtout l'expression de la physionomie, étaient rarement
en rapport avec le diagnostic que j'étais forcé de porter, et
j'étais étonné de la rapidité d'action des vésicatoires, des sinapismes, des potions kermétisées, du calomel, de la digitale, dont je m'empressais de faire usage. — Une petite fille
de cinq ans, rachitique, née de parents lymphatiques, dont
le grand-père est atteint de spasmes du pharynx, dont la
grand'mère est asthmatique, fit mon éducation, comme l'enfant d'un de nos confrères fit celle de M. le professeur Trousseau, ainsi qu'il l'avoue lui-même pour notre exemple à
tous.

Au contraire de la pneumonie, la marche des accidents
est, en général, rapide ; ils peuvent cependant persister plusieurs jours ; l'élément catarrhal domine dans cette variété de
l'asthme : il y a des sécrétions exagérées, et cela ne doit pas
étonner si l'on réfléchit qu'elle n'apparaît que chez les enfants scrofuleux et lymphatiques, et qu'à cet âge, tout le
monde le sait, l'appareil glandulaire et à vaisseaux blancs
prédomino d'une manière particulière.

Aussi, dans sa longue et laborieuse carrière de praticien,
M. le professeur Trousseau n'a-t-il rencontré, chez les enfants, qu'un seul cas d'affection asthmatique qui se soit
montré dans les conditions ordinaires de cette maladie : ce
fut chez un jeune Moldave âgé de cinq ans, qui avait des
attaques d'asthme très nettes, très caractérisées, chez lequel
il existait un emphysème pulmonaire, et qui, deux ans
après, fut atteint d'un accès de goutte aiguë aussi franc et
aussi légitime que l'asthme. Pendant la durée de l'accès, qui
se fit au lieu d'élection, au gros orteil, l'enfant oublia son
asthme ; celui-ci reparut ensuite, et depuis il alterna avec
la goutte.

ÉTIOLOGIE

J'ai décrit l'asthme se montrant subitement et sans cause déterminante appréciable ; il arrive aussi que cette cause lui est nécessaire pour la manifestation ultérieure de la prédisposition morbide latente, ou qui, s'étant déjà manifestée, a besoin d'une impulsion pour se réveiller.

Les causes déterminantes de l'asthme sont aussi curieuses que variées, et, pour *la fantaisie*, l'étiologie de cette maladie ne le cède en rien à sa pathologie ni à sa thérapeutique ; elles sont externes et hygiéniques, ou bien internes et inhérentes à l'individu. Parmi les premières, les principales concernent les climats, la température et les habitations.

CAUSES EXTERNES.

VARIATIONS ATMOSPHÉRIQUES. — CLIMATS.

Les grandes variations de l'atmosphère agissent directement sur l'organe pulmonaire, et déjà, de son temps, Van Helmont signalait l'influence fâcheuse des lieux élevés sur les asthmatiques. Il a dit d'un malade atteint de cette affection : *Montanis locis pejus se habet ideoque Bruxellis vix pernoctare audet.*

Cette observation a été confirmée par la science moderne. A mesure que l'on s'élève dans l'atmosphère, l'air devient plus rare et moins dense ; il est aussi plus vif et plus frais ; à volume égal, il contient une quantité moins grande d'oxygène, et celui qui le respire est obligé d'allonger et de multiplier ses inspirations, afin de regagner la quantité de fluide qui lui est nécessaire pour l'acte de l'hématose. Si la raréfaction est poussée à un certain degré et pendant un certain laps de temps, son influence s'exerce sur les sujets les mieux portants, et à plus forte raison sur les asthmatiques.

J'ai moi-même observé cette influence sur un prêtre breton, obligé par ses fonctions d'habiter les montagnes de la Suisse ou celles du Puy-en-Velay ; il y éprouvait de fréquents accès, qui cessaient dès qu'il venait séjourner à Vannes. Certains malades préfèrent la ville, d'autres la campagne, ou bien le littoral de la mer. Je rappellerai, à cette occasion, que Brée était particulièrement atteint dans le comté de Warlock, Floyer dans celui de Stafford, et pas du tout dans la ville d'Oxford ; qu'un interne de l'hôpital Beaujon, qui ne put jamais coucher dans cet établissement sans éprouver de violents paroxysmes de son mal, guérit à l'Hôtel-Dieu.

Je rappellerai enfin, d'après M. Trousseau, l'observation de ce jeune homme de Saint-Omer qui, sujet à de fréquents accès d'asthme dans sa ville natale, vint à Paris pour le consulter. Soulagé dès son arrivée, après deux ou trois jours il en est à peu près quitte. Il séjourne trois semaines à Paris, pendant lesquelles il n'a pas une attaque ; puis quitte Paris, et se rend à Versailles, où, dès la première nuit, il éprouve un paroxysme formidable. L'accès revient le lendemain ; le surlendemain il repart pour Saint-Omer. A son passage, il raconte à M. Trousseau que l'asthme l'a frappé à l'âge de dix-neuf ans, qu'il a complétement cédé pendant un séjour à Londres de deux années, pendant lesquelles il a mené de front le travail et les plaisirs, et s'est exposé à toutes les intempéries sans contracter autre chose que des rhumes légers. Réinstallé en France, les attaques d'asthme l'ont repris. M. Trousseau prescrit une médication active, et le jeune homme retourne à Saint-Omer, où, malgré les meilleurs soins, rien ne change dans sa position. Sur les instances de son médecin, et malgré la gravité de sa maladie, il revient à Paris. Aux approches de la ville, l'oppression avait déjà diminué, et quelques jours après son arrivée, comme à son premier voyage, la guérison était complète. Le séjour de Saint-Omer lui fut désormais défendu, et, sur les conseils de M. Trousseau, il dut retourner à Londres.

Le docteur Ramadge, au contraire, rapporte l'histoire suivante, qui est en flagrante contradiction avec la précédente, et qui annule d'avance les conséquences favorables que l'on est prêt à en tirer en faveur du climat de Londres : « Un de » nos plus célèbres marchands de chevaux quitta Londres, il » y a quelques années, pour demeurer sur les hauteurs de » Brighton. Ce changement de résidence lui fut très avanta- » geux ; son asthme s'améliora considérablement, tandis » qu'il souffrait beaucoup dans la capitale. »

HAUTEUR BAROMÉTRIQUE.

On peut néanmoins affirmer que le plus grand nombre des asthmatiques préfèrent les lieux peu élevés, ou l'air qui n'est ni sec ni humide, et peu ou point agité ; cette dernière condition présente quelques particularités curieuses à noter.

TEMPÉRATURE, SAISONS.

Le refroidissement est, aux yeux de Georget et de Ferrus, aux yeux de M. Beau surtout, la cause principale de l'asthme ; pour lui, l'asthme aurait la même cause que le catarrhe, et ses accès seraient plus fréquents en hiver qu'en été.

D'après Cullen, les chaleurs caniculaires sont les époques des accès. Floyer a quinze accès d'asthme l'hiver et vingt l'été. Pour M. Trousseau, l'asthme est une maladie d'été et non d'hiver ; le plus grand nombre de cas est de mai à novembre.

Je crois qu'il peut éclater en toute saison, suivant la cause déterminante, la disposition actuelle du sujet, et surtout sa prédisposition diathésique : suivant sa nature, cette prédis-position sera influencée plus aisément tantôt par l'une, tantôt par l'autre, et la fréquence relative de son intervention dans la pathogénie de la maladie contribuera à expliquer le nom-bre plus ou moins grand des asthmes ou seulement des accès d'asthme dans quelques conditions spéciales de température et de climat.

CHALEUR.

Quoi qu'il en soit, la raréfaction de l'air et sa faible densité expliquent pourquoi les asthmatiques souffrent davantage dans les grandes chaleurs de l'été, dans les appartements où règne une trop haute température, surtout où l'air a été vicié par un grand nombre de personnes, comme dans les salles de spectacle, les lieux d'assemblée, les grands ateliers et les manufactures.

FROID.

M. Rostan a donné une très juste idée de l'action du froid sur les organes pulmonaires et la respiration, quand il dit : « Lorsque le froid est dans un état plus voisin de la séche-resse que de l'humidité, il resserre les tissus, modère et même suspend la perspiration cutanée; le réseau capillaire de la périphérie du corps se laisse moins facilement traverser par le sang qui s'accumule dans les vaisseaux intérieurs et sur-tout dans le poumon; il n'est point étonnant, dès lors, que la difficulté de respirer soit si commune en hiver, sur-tout chez les vieillards, où il existe toujours quelques obsta-cles à la circulation, et qui sont remarquables par le défaut de réaction. » (DICT. en 30 vol., art. *Atmosphère*.)

D'une manière générale, on peut dire que tous les chan-gements brusques de température, en froid comme en chaud, que l'humidité comme la grande sécheresse, favorisent les explosions asthmatiques. On comprend alors que cette affection puisse devenir endémique dans certains pays. Au nombre de ces contrées trop privilégiées, on cite surtout : l'île de la Réunion (Crouzier), Madagascar, l'Archipel et les côtes de l'Asie-Mineure (Zalloni), l'Indoustan (Henderson), la Hollande (Seegers), la Saxe inférieure (Schreiber), et autres lieux divers.

VENTS.

Les vents jouent un certain rôle dans l'étiologie accidentelle de l'asthme ; mais ici nous retrouvons des susceptibilités individuelles variant à l'infini : celui-ci ne peut respirer librement qu'en plein air, celui-là éprouve des angoisses inexprimables quand on s'approche seulement de lui, tandis qu'un autre ne peut dormir sans être réveillé par un paroxysme si l'on ferme la porte de sa chambre. Un cavalier contracte un accès d'asthme en lançant son cheval contre le vent, un autre s'en trouve soulagé. Laënnec rapporte le fait suivant : « Un homme de quarante ans, légèrement hypo-
» condriaque, mais d'ailleurs bien portant, montait à cheval
» dans le dessein d'aller faire visite à quelques lieues de chez
» lui. En sortant de la ville, située au milieu d'une vaste
» plaine, la première impression du grand air lui occasionne
» une oppression qui augmente peu à peu : il méprise d'a-
» bord cet accident, mais la dyspnée redouble ; un sentiment
» de défaillance s'y joint, et il se décide à revenir chez lui. A
» peine a-t-il tourné bride qu'il se sent mieux, il reprend ha-
» leine, sent renaître ses forces. Ne supposant aucune rela-
» tion entre cette incommodité passagère et son voyage, il se
» détermine à le poursuivre ; mais bientôt la dyspnée et la
» défaillance reparaissent ; il se tourne vers la ville et les ac-
» cidents cessent encore. Après plusieurs essais successifs qui
» eurent le même résultat, il rentra chez lui aussi bien por-
» tant qu'il en était parti. »

A dire vrai, tous les vents sont à redouter pour l'asthmatique : tantôt c'est un vent d'est qui souffle, tantôt le vent d'ouest et celui du nord ; lorsqu'ils sont animés d'une grande vitesse, les vents secs et violents dessèchent la membrane muqueuse des bronches ; reçus en plein visage, ils agissent comme un air froid chargé de poussière. Les vents froids et humides du midi engendrent et provoquent les catarrhes et les bronchites prédisposantes.

Pour quelques malades, les accès sont d'autant plus forts et plus fréquents que l'atmosphère contient une plus grande quantité d'ozone.

La neige est souvent annoncée aux asthmatiques par un fort paroxysme.

LUMIÈRE.

L'influence de la lumière sur le développement des phénomènes de l'asthme est une circonstance remarquable et réelle, bien que, jusqu'ici, elle n'ait pas été expliquée d'une manière satisfaisante.

Les accès surviennent la nuit et diminuent d'intensité à l'approche du jour. On a allégué le ralentissement de la respiration pendant le sommeil, l'action presque isolée des fibres musculaires et élastiques des bronches, et la préférence marquée avec laquelle certaines névroses et névralgies se développent la nuit et pendant l'obscurité. Cette dernière raison, basée sur l'expérience journalière des faits, me paraît la seule probable ; elle répond, d'ailleurs, à l'idée que l'on doit se faire de la nature même de la maladie.

Laënnec parle d'un vieillard, âgé de 82 ans, qui, depuis sa jeunesse, était sujet à des attaques d'asthme, qui ont toujours été rares chez lui ; mais elles n'ont jamais manqué d'avoir lieu lorsque la lampe qui brûlait toute la nuit dans sa chambre venait à s'éteindre. M. Lefèvre souffre davantage lorsqu'il est privé de lumière ; d'autres, au contraire, recherchent l'obscurité.

INFLUENCE LUNAIRE.

Admise par Van Helmont et quelques auteurs, elle est pour le moins contestable.

ÉLECTRICITÉ.

Il n'en est pas de même de l'influence de l'électricité; c'est dans les temps d'orage que son action se fait sentir le plus vivement, et Broussais prétend avoir vu des asthmatiques prévoir la pression des nuages, et prédire des orages comme les oiseaux, avant que rien n'en indiquât l'approche, et cela à la seule manière dont s'effectuait la respiration.

ODEURS, SAVEURS, ÉMANATIONS.

C'est ici, surtout, qu'il faut s'abstenir de toute généralisation et qu'il faut laisser une parole exclusive à l'idiosyncrasie individuelle.

Leur action est souvent très active et très prompte à produire ses effets : certaines odeurs, fortes ou faibles, agréables ou désagréables, animales ou végétales, se distinguent entre toutes. Tout le monde connaît l'histoire de ce moine de Van Helmont, que l'odeur de poisson frit à l'huile faisait tomber en syncope; on cite l'odeur puante de la chandelle qui s'éteint, celle qui se dégage des cuisines, des grandes assemblées, des corps putréfiés, et les effets analogues produits par des parfums énergiques, tels que le musc, la civette, le castoréum, etc., etc., les odeurs de la scammonée, du tabac, de l'huile bouillante, sont nuisibles; celles du foin, des pommes entassées, des cerises en dessiccation, ne le sont pas moins ; et les fleurs les plus suaves, celles du lis, de la tubéreuse, de l'héliotriope, de la rose (Van Helmont, Floyer), ont les mêmes inconvénients.

Ce qui est singulier, c'est l'action spéciale que chacune d'elles peut exercer à l'exclusion des autres quelquefois plus fortes. N'est-ce pas à M. Trousseau que j'ai entendu raconter l'histoire d'une dame qui, possédant un jardin où elle cultivait les fleurs les plus odorantes, n'était impressionnée que par la tubéreuse, au point d'être obligée de l'exclure de ses massifs?

Les émanations du thé, du thé vert surtout ; celles qui se dégagent de la fermentation de la bière dans les brassins, ont été notées par Ramadge et par Brée.

FUMÉES, GAZ, POUSSIÈRES, PROFESSIONS.

La fumée, les vapeurs du charbon, les gaz provenant de l'ébullition de certains liquides, l'air chargé de gaz irritants, l'acide carbonique, les oxydes de carbone, le chlore, le chlorure de chaux, le gaz nitreux, le gaz sulfureux, ont tous fourni des exemples plus ou moins frappants de leur influence pathogénique *occasionnelle*.

« Un jeune homme, commis chez un marchand de vins, fut engagé par ses camarades à sentir une vaste futaille remplie de la vapeur de soufre en combustion, pour apprendre comment on empêchait le vin de se gâter ; il approcha les narines de la bonde, huma fortement le gaz sulfureux ; aussitôt il tomba à la renverse, et resta quelques heures entre la vie et la mort. Guéri, néanmoins, il devint asthmatique pour toujours, et depuis lors il n'a pu sommeiller qu'assis sur une chaise. » (Van Helmont, cité par M. Théry.)

M. V…, étudiant en médecine, dans le service de M. Beau (1847), est asthmatique depuis plusieurs années ; il dit que le moyen le plus infaillible de lui produire une attaque d'asthme est de lui faire respirer du chlorure de chaux.

M. Beau, pour s'assurer du fait, s'enferma dans une petite chambre avec M. V… et l'élève de service; le thorax de M. V….. étant reconnu parfaitement normal, on apporta du chlorure de chaux dont l'odeur caractéristique n'avait rien de fatigant pour les expérimentateurs ; elle

leur parut même assez légère. M. V... en fut vivement
affecté. A l'instant même, il éprouva de la toux et du larmoiement; au bout de deux minutes, il y avait du râle
sibilant, qui de proche en proche gagna le thorax; la suffocation suivait le progrès du râle, et après un quart d'heure
on fut obligé d'arrêter l'expérience et de renouveler l'air de
la pièce.

« Grave rapporte qu'il donnait des soins à deux messieurs,
tous les deux âgés de 45 ans et demeurant dans la même rue;
ils souffraient tous les deux de l'asthme et n'avaient aucune
autre affection. Par une froide matinée, il trouva l'un au milieu de paroxysmes violents qu'il attribuait au froid et à sa
cheminée qui avait fumé toute la nuit. Il lui conseilla de
quitter sa chambre et se rendit chez l'autre qui le reçut dans
une chambre pleine d'une fumée épaisse de charbon de terre,
qu'il entretenait, lui dit-il, comme le seul moyen de se soulager quand l'asthme devenait chez lui très intense. »

Ici, ce qui nuit à l'un est utilement employé par l'autre;
la nocuité des gaz est relative; bien plus, certaines substances
gazeuses répandues dans l'atmosphère soulagent, prévien-
nent, guérissent même l'asthme quelquefois, comme nous le
verrons à l'article du traitement.

Les émanations de la poudre d'ipécacuanha, au moment
où on la pulvérise, produisent les effets les plus singuliers et
les plus inexplicables. Cullen rapporte que la femme d'un apo-
thicaire, chaque fois que l'on pulvérisait cette racine dans
l'officine de son mari, était prise d'asthme, quoiqu'elle se
retirât dans l'endroit le plus reculé de la maison. Cette observation a été souvent faite depuis dans des conditions
presque identiques. Tel est le cas de ce pharmacien de
Tours et d'un autre de Saint-Germain-en-Laye, cités par
M. Trousseau; celui du docteur Massina, écrit par lui-même;
celui de Goffres (thèse, Montpellier, 1835), tel fut le cas
de ce chirurgien de Bordeaux, rappelé par M. Gintrac, qui
se félicitait avec lui d'avoir vu disparaître un asthme très

violent, et qui, après vingt ans de guérison, entrant dans une officine où on pulvérisait de l'ipécacuanha, eut immédiatement un paroxysme, suivi de plusieurs autres, et vit ainsi l'asthme reparaître pour ne plus s'en aller.

Comme l'a dit Marshal Hall et M. Théry après lui, « n'est-» il pas singulier de voir l'ipécacuanha, arrivé dans les bron-» ches, produire l'asthme (l'accès) ; introduit dans l'estomac, » produire le vomissement? la même substance, agissant sur » les fibres sensibles des deux branches du pneumo gas-» trique, amener les spasmes des fibres musculaires soumises » aux filets moteurs de la même paire, et surtout les contrac-» tions des fibres respiratoires ? »

» Ce simple rapprochement ne suffit-il pas pour éveiller » l'attention à d'autres comparaisons ? »

Après l'ipécacuanha viennent les poussières de l'avoine, du riz, du blé, celles du foin, des fourrures, des matelas et des lits de plume que l'on remue. Les poudres fines ont une action directe, et produisent l'asthme *pulvérulent* des auteurs. La poussière du calfatage, celle des démolitions, du cuivre, du plomb et de la céruse, du zinc, et, en général, toutes les parties des solides, abstraction faite de leurs propriétés toxiques, font une impression pénible sur les asthmatiques et sur ceux dont la profession exige le séjour au milieu d'une atmosphère plus ou moins viciée, telle est celle des tailleurs de pierre, des plâtriers, des cardeurs de laine, des fourreurs, des matelassiers, des charbonniers, des amidonniers, des meuniers, des cérusiers, des verriers, des chimistes, etc.

Après ces professions, il faut noter celles qui exigent des efforts de la respiration, violents et fréquemment répétés, tels sont les crieurs publics, les chanteurs, les artistes qui jouent des instruments à vent, etc., etc.

Celles qui exposent au froid humide, tels sont les blanchisseurs et les tanneurs ; aux variations atmosphériques, telle est celle de marin

CAUSES HYGIÉNIQUES.

L'habitude des appartements trop chauffés et des vêtements imperméables, en provoquant des refroidissements
fréquents, appelle les paroxysmes de l'asthme. Le défaut
d'exercice, uni à une alimentation trop riche et trop abondante, les veilles et l'usage de certains aliments, même à dose
modérée, s'ils provoquent la dyspepsie, tels que les fruits, les
raisins secs, etc., les écarts de régime, l'abus des plaisirs, et
principalement celui des liqueurs alcooliques ont également
une influence fâcheuse ; on sait combien est rapide l'exhalation pulmonaire alcoolisée, et l'on comprend que l'alcool
agisse directement sur la muqueuse bronchique et les extrémités des nerfs phréniques, en même temps qu'il irrite le
système nerveux général du malade en attendant qu'il
l'épuise.

Si, d'un côté, les excès sont nuisibles, de l'autre, le jeûne,
l'abstinence, les privations, la diète prolongée, les pertes de
sang, d'où qu'elles viennent, contribuent à déterminer les
troubles nerveux les plus violents, et donnent naissance, suivant l'âge et le sexe, à l'épilepsie, par exemple, et, suivant
l'idiosyncrasie, à l'asthme.

CAUSES MORALES.

On ne peut nier l'influence des causes morales sur la production des accès d'asthme : la colère, les émotions vives,
la joie et la douleur, les chagrins violents, quelquefois la
moindre des contrariétés, sont suivis d'un paroxysme :
« Un jeune garçon, asthmatique, recommandait à ses parents
» de ne point le contrarier, affirmant que, sans cela, il au-
» rait une attaque le lendemain. Un autre voyait son attaque
» cesser à la porte de son médecin. » (Hyde de Salter.)
Bégin rapporte qu'une dame S..., atteinte d'asthme de-

puis plusieurs années, fut une nuit tourmentée par un des plus forts accès qu'elle eût encore éprouvés ; son mari était allé chercher des pastilles d'ipécacuanha, qui la soulageaient habituellement ; pendant son absence, une pièce d'habillement restée sur le parquet, et faiblement éclairée par une veilleuse, effraya vivement la malade ; tous les symptômes s'arrêtèrent aussitôt. M. S... fut agréablement surpris, à son retour, de ce changement subit, mais la frayeur qui l'avait provoqué fut à peine dissipée, que tous les accidents reparurent subitement et continuèrent comme à l'ordinaire.

M. Ferrus raconte qu'en 1814 un jeune officier, voyant Paris occupé par l'étranger, fut pris, pour la première fois, d'un accès d'asthme violent.

Cette influence de l'émotion n'est-elle pas un des meilleurs arguments que l'on puisse employer pour prouver la nature nerveuse de la maladie, et comprend-on qu'elle puisse agir avec cette force et cette soudaineté, si le système cérébro-spinal ébranlé ne réagit pas sur le poumon par l'intermédiaire des nerfs phréniques ?

CAUSES INTERNES OU INHÉRENTES A L'INDIVIDU.

HÉRÉDITÉ.

Ces causes ont été désignées comme *prédisposantes* par la plupart des médecins ; Je ne regarde comme véritablement *prédisposante* que celle qui provient de l'hérédité, dont l'influence incontestable a été quelquefois amoindrie ou détournée de sa signification pathogénique vraie pour le besoin de certaines théories.

Obligé d'y revenir quand je traiterai de la nature de l'asthme, je n'en dirai pas davantage en ce moment afin d'éviter des répétitions inutiles.

AGE

L'asthme revêt des caractères différents aux époques diverses de la vie, mais il ne respecte aucun âge. L'âge joue un rôle accessoire, mais important dans les diathèses héréditaires : il détermine l'époque d'apparition, et dans les diathèses acquises il aide les causes extérieures ou résiste à leurs influences ; enfin, il agit encore en déterminant le siége et la forme des manifestations.

D'après les faits observés, son ordre de fréquence serait ainsi réglé :

1º La jeunesse, de 15 à 30 ans ;

2º L'âge adulte, de 30 à 60 ;

3º La vieillesse ;

4º L'enfance, jusqu'à la puberté.

SEXE.

L'asthme est plus fréquent chez l'homme, de l'avis unanime des auteurs ; ils ne diffèrent que du plus au moins. A l'époque de l'âge critique, la femme paraît reprendre une fâcheuse suprématie, et dans la vieillesse, suivant Ferrus, les conditions deviennent à peu près égales.

Cela ne tiendrait-il pas à ce que le système nerveux de la femme est dominé par les fonctions de l'utérus, et que celui-ci fait naître un groupe de symptômes spéciaux, *l'hystérie,* qui empêche l'élément nerveux du poumon de s'ébranler aussi facilement? de plus, les conditions d'existence sont différentes et la rendent peut-être moins apte à contracter les diathèses telles que la goutte, etc., et certaines affections constitutionnelles.

Chez les femmes débilitées, on peut dire qu'en général, l'établissement, les variations et la cessation des fonctions utérines fixent en quelque sorte les époques où les affections diathésiques éclatent ou disparaissent.

TEMPÉRAMENT LYMPHATIQUE.

L'asthme se rencontre chez les personnes épuisées par des maladies antérieures et chez celles dont le tempérament lymphatique ne leur permet de résister que faiblement à l'action des agents physiques et aux causes pathologiques de diverse nature qui agissent sur la muqueuse aérienne et le système nerveux.

TEMPÉRAMENT SANGUIN ET BILIEUX-SANGUIN.

Il se développe, mais plus rarement, chez l'homme chez lequel prédominent un tempérament sanguin ou bilieux-sanguin, une constitution forte et pléthorique, entretenue par toutes les aises de la vie. Cette affection peut aussi survenir chez les hommes à passions vives, au caractère violent, irascibles et à idées ambitieuses.

TEMPÉRAMENT NERVEUX.

L'asthme se rencontre également dans le tempérament nerveux : si, comme on vient de le voir, la femme paraît jouir, à l'égard de cette maladie, d'une certaine immunité, c'est que chez les hommes nerveux la surexcitation peut survenir en des points divers et se porter presque indifféremment dans tel ou tel système ; chez la femme, au contraire, la surexcitation agit presque fatalement sur les organes reproducteurs ; elle n'est point asthmatique, parce qu'elle est essentiellement hystérique.

VICES DE CONFORMATION, IDYOSYNCRASIES, LÉSIONS ORGANIQUES.

Les difformités anatomiques des bronches, du poumon, du cœur, l'étroitesse de la glotte, une sensibilité morbide de la muqueuse laryngienne, une susceptibilité particulière, extrême, de la muqueuse bronchique, les lésions chroniques de tous les organes (Rostan, Louis), de la sérosité épanchée dans le cerveau (Willis), des altérations de la moelle, son ramollissement, son induration ou sa compression par des plaques cartilagineuses (Ollivier, d'Angers) ; une tumeur développée dans l'épaisseur du nerf diaphragmatique (Bérard), une ossification dans le plexus pulmonaire (Ferrus), les nerfs diaphragmatiques comprimés par des masses tuberculeuses (Andral), une lésion de la substance cérébrale près de la naissance de la huitième paire (Jolly) ; toutes ces particularités anatomiques ou anatomo-pathologiques, rencontrées chez des asthmatiques, comme ayant, physiologiquement, avec l'asthme, un rapport direct de cause à effet, n'ont été, dans ma conviction, qu'une coïncidence ou simplement la cause occasionnelle de son apparition, et l'on commet une confusion regrettable en leur accordant plus de puissance.

MODE D'ACTION DES CAUSES.

Toutes ces causes méritent l'attention soutenue du praticien ; mais s'il doit en tenir compte, c'est à la condition de bien distinguer, parmi les phénomènes qu'il observe, ceux qui leur appartiennent en réalité, de ceux qui sont le propre de l'asthme ; de leur assigner leur rôle vrai dans la production de cette maladie ; au besoin de s'assurer si, dans un cas donné, ce rôle même leur est permis.

Par exemple, ce sont bien les émanations, les gaz, les fumées qui, pénétrant dans les bronches, occasionnent l'attaque d'asthme.

« C'était, assurément, la poussière d'avoine qui avait pro-
» voqué l'accès de M. Trousseau ; mais assurément aussi,
» cette poussière n'aurait pas suffi à elle seule pour lui don-
» ner un si violent accident ; cette cause était hors de pro-
» portion avec l'effet produit. Cent fois il s'était trouvé au
» milieu d'une atmosphère autrement épaisse, et il ne lui
» était rien arrivé de semblable. Cette cause l'avait surpris à
» l'instant où son moral était affecté, où son système nerveux
» était ébranlé. »

Je dirai plus : ces conditions elles-mêmes, où il se trouvait alors, n'eussent pas suffi encore si l'illustre professeur
n'eût été sous le coup d'un asthme héréditaire, ou tout au
moins s'il n'y eût été prédisposé par un état diathésique quelconque.

Les variations brusques de la température, une hauteur
barométrique excessive, des accidents météorologiques divers,
produisent des accidents variés suivant les idiosyncrasies ;
ces accidents coïncident avec une attaque d'asthme, ils la
provoqueront même, mais ils n'en seront jamais la cause
essentielle, puisqu'ils n'en sont pas ordinairement suivis.

C'est ainsi qu'un refroidissement donnera lieu à du coryza,
à de la bronchite, auxquels l'affection spasmodique paraîtra d'abord se rattacher ; mais, comme le dit fort bien
M. Trousseau, « ces maladies, ces accidents ne sont jamais
» que la cause occasionnelle, et même souvent la première
» manifestation de l'asthme ; comme les accidents produits
» par la poussière d'avoine, ils ne sont pas en proportion
» avec la cause ; l'élément spasmodique est si peu sous la
» dépendance de l'élément inflammatoire, que le même
» individu venant à éprouver une attaque à l'occasion de
» ce léger rhume, prenant une bronchite plus sérieuse, un
» catarrhe capillaire ou une pneumonie, n'aura pas d'accès
» durant le cours de cette phlegmasie. La bronchite n'es
» donc pas la maladie ; elle s'affirme dans la manifestation
» des accès de l'asthme, parce qu'elle a trouvé chez le sujet

» des conditions spéciales, sans lesquelles son intervention
» et celle de causes plus puissantes agiraient en vain. »

Si maintenant on se rappelle quels sont les organes essentiels qui entrent dans la composition de l'appareil respiratoire, quels liens étroits de sympathie les connexions du
grand sympathique avec la huitième paire établissent entre
eux et les organes principaux de la circulation et de la digestion, il est facile de préjuger comment elles vont se grouper
pour agir, quels tissus seront affectés, quelles fonctions seront troublées lors de l'apparition du paroxysme.

On a vu qu'à ce moment les effets étaient loin d'être toujours proportionnés avec leurs causes ; on peut dire néanmoins que la maladie sera d'autant plus grande et plus
rebelle que la cause déterminante portera sur un organe plus
important, avec plus de force et de durée.

De ces causes, les unes agissent directement sur la muqueuse bronchique et sur les fibres musculaires qu'elle
recouvre ; l'air froid, les gaz irritants et les poussières ont
une action plus ou moins vive et instantanée, suivant leur
nature et leur degré de concentration. Chez les sujets *prédisposés*, ces substances provoqueront un *paroxysme* qui pourra
plus tard se renouveler spontanément ou sous l'impulsion
d'une cause nouvelle ; chez les sujets *non prédisposés*, elles
provoqueront un *accès de suffocation* (1) ayant, il est vrai,

---

(1) Selon nous, cet accès de suffocation n'est point un accès d'asthme.
La même cause a, chez les premiers, réveillé un principe morbide
préexistant dont l'explosion périodique, spontanée ou non, constitue
l'asthme ; chez les seconds, elle a produit un accident aigu, une névropathie locale, semblable à toutes les névralgies de même origine et
devant se conduire de même ; « seulement elle a frappé ici un nerf qui,
» par ses propriétés physiologiques, paraît participer à la fois des nerfs
» de la vie de relation et du système du grand sympathique, et son
» idée n'entraîne pas nécessairement avec elle celle de ces douleurs
» vives et lancinantes qui caractérisent les affections morbides dans les
» nerfs de la vie de relation ; mais la surexcitation de la sensibilité

de l'analogie avec la dyspnée asthmatique, mais qui, *la cause cessant, n'aura plus de raison d'être :* il ne se renouvellera pas et ne saurait, par conséquent, constituer *un accès d'asthme,* dont les caractères *essentiels* sont *la périodicité* et *la spontanéité.*

Mais ces caractères, comme nous le verrons plus loin, appartiennent aux maladies générales; il faut donc que l'individu, *assez prédisposé* pour que l'asthme puisse être *provoqué* chez lui par une cause accidentelle, *ne soit pas sain,* qu'il soit en puissance d'un principe morbide préexistant toujours présent, d'une *maladie chronique, générale,* d'une *diathèse* enfin, puisqu'elle seule est susceptible de se manifester périodiquement et d'elle-même.

Disons pourtant que, dans quelques circonstances, cette même cause, impuissante jusques-là sur un individu sain, sera douée d'une *certaine activité* et produira l'asthme *indirectement* en donnant naissance à la maladie générale pathogénique.

Une cause extérieure *accidentelle, aiguë,* ne produira jamais une maladie *chronique;* pour qu'une cause de cette nature ait ce pouvoir, il faut : 1º qu'elle soit *chronique* elle-même, autrement dit *habituelle, qu'elle se répète souvent;* cette cause sera presque toujours afférente à une hygiène vicieuse; 2º que l'individu qu'elle atteint soit sous l'influence d'une *constitution héréditaire ou acquise au milieu des circonstances où la vie s'est développée.*

Cette *constitution* différera de la *diathèse,* en ce que celle-ci est *une force* et qu'elle-même est *un état.* Cet état n'est pas la maladie, mais il la côtoie; il ne la crée pas, mais il y prédispose et la marque à son empreinte quand la cause occasionnelle la fait éclore.

» n'est pas le seul symptôme qui signale les névralgies : la gêne et » même l'abolition des fonctions des organes affectés constituent l'élé- » ment pathologique le plus important à considérer. » (Charles Pinel, thèse.)

Placé dans ces conditions, l'organisme s'altère, les fonctions se troublent, les tissus se modifient dans leur nature, et si les circonstances extérieures persistent, la maladie chronique arrive, elle prend le caractère de la diathèse, et celle-ci, désormais, se manifestera par l'asthme de la même manière que la diathèse héréditaire.

Quelle que soit son étiologie, l'asthme sera toujours une affection chronique ; mais, cela reconnu, ne pourrait-on admettre, sans se contredire, que, tout en restant chronique de sa nature, elle puisse, à l'occasion, être considérée comme aiguë dans certains paroxysmes ?

Si, par exemple, un accès d'asthme survient inopinément chez un goutteux, ou chez un herpétique, sous l'influence d'une cause *accidentelle*, ne pourrait-on pas dire, si cet accès ne se répète plus, et si la diathèse arthritique ou dartreuse reprend et continue son cours régulier, qu'il y a eu là, sur l'appareil pulmonaire, une manifestation locale, momentanée, je veux dire *aiguë*, de la maladie chronique? La poussière d'avoine ou d'épis de maïs, les gaz irritants, sont portés sur la muqueuse des bronches ; ils font appel, par l'intermédiaire des nerfs, à l'influence diathésique ; laquelle y fait explosion et produit les phénomènes de l'asthme ; ces phénomènes ne sont-ils pas *aigus*, puisque la cause épuisée, la diathèse redevenant normale, on peut prédire, en quelque sorte à coup sûr, qu'ils s'en iront comme ils sont venus, que l'asthme sera guéri..... jusqu'à nouvel ordre au moins ; ce qui peut-être expliquerait, jusqu'à un certain point, plus d'un succès *miraculeux?*

Dans ce cas, la cause accidentelle serait considérée comme *révulsive* de la diathèse herpétique ou goutteuse, et elle agirait à la manière, mais en sens inverse, des sinapismes et des moxas que l'on pose sur les membres pour *dériver* ces maladies quand elles se portent sur les organes intérieurs, où elles atteignent souvent les sources mêmes de la vie.

D'autres causes n'agissent pas toujours aussi promptement. Celles, par exemple, qui résultent de l'influence des climats et de certaines localités, malgré de rares exceptions, mettront une certaine lenteur à se montrer ; elles pénétreront plus avant dans l'économie, et le système nerveux, se trouvant troublé plus profondément, rendra le retour des attaques plus probable et surtout plus pénible pour le sujet qui en sera affecté.

« Dans les causes externes, entre le point où agit la cause et » le centre nerveux qui commande la réaction, la distance est » très courte et l'action peut être considérée comme directe. » Dans les causes internes, la distance est plus longue, l'ac- » tion réflexe et par conséquent indirecte. »

Ainsi agiront les troubles de la circulation et ceux de la digestion : la digestion, dont l'influence est notoire, agit-elle simplement en activant la circulation pulmonaire, et le changement de caloricité qu'elle imprime au sang est-il suffisant pour réagir sur les nerfs respiratoires et provoquer le paroxysme ? Tantôt on a remarqué le ballonnement de l'estomac, qui refoule le diaphragme, le volume des aliments ingérés avec excès, « leur nature, qui peut, en modifiant la composi- » tion du sang, exciter dans le réseau capillaire du poumon, » les nerfs qui s'y distribuent, et produire l'asthme ; » tantôt certaines dyspepsies, où simultanément il existe une irritation des filets abdominaux du pneumogastrique, avec réaction de ces nerfs sur les filets pulmonaires et modification dans la composition du sang.

Les influences qui surexcitent les grands centres nerveux, telles que les émotions morales, agiraient en sens inverse des précédentes, c'est-à-dire qu'elles rayonneraient du cerveau aux extrémités les plus déliées des nerfs respirateurs ; celles dont le point de départ réside dans les lésions organiques du système nerveux auront une marche différente, suivant le siége de la lésion.

On comprend en effet qu'elle doive varier suivant que la lésion affecte le cerveau, la moelle épinière, le pneumogastrique, etc. Cette marche se déduira du point anatomique précis ou siége de la lésion, de l'importance de l'organe lésé, de ses fonctions, de ses connexions.

RÉSUMÉ.

En jetant un coup-d'œil sur l'ensemble de ces causes dont la nature et le mode d'action sont si différents, une chose frappe tout d'abord, c'est qu'aucune d'elles, qu'elle soit déterminante ou prédisposante, interne ou externe, qu'elle soit hygiénique, physiologique ou pathologique, aucune d'elles, je le répète, ne peut à elle seule donner naissance à l'asthme ; elles en provoquent l'explosion, elles lui impriment leur cachet, elles ne sont pas la maladie. Cette distinction est fondamentale, car, ainsi qu'on l'a vu déjà et que j'aurai bientôt l'occasion de le prouver, elle implique la présence d'une cause préexistante, *nécessaire* qui, spontanément ou sous l'impulsion de causes secondaires ou *contingentes*, se manifeste par les phénomènes variés dont l'ensemble constitue l'asthme, qui fait son unité, et lui donne parfois une personnalité si remarquable et si excentrique.

Cette unité admise, les anciennes classifications de l'asthme tombent naturellement ; l'asthme symptomatique n'existe plus, du moins comme on l'entendait jadis, et l'on peut maintenant l'étudier dans son ensemble ou le suivre dans ses détails, soit qu'il existe seul, soit qu'il existe concurremment avec d'autres maladies à l'état de complication de cause, d'effet et de terminaison.

L'asthme étant bien évidemment une maladie indépendante, et non pas un épiphénomène, un symptôme d'une affection trop souvent incurable, les médecins qui s'attachaient trop à la lésion appréciable verront l'asthme partout où il se trouvera, et n'oublieront plus de soulager le malade.

« On ne guérira pas ce qui est au-dessus de l'art, mais on » calmera de vives souffrances. Ainsi, fait M. le professeur

» Trousseau : ayant à traiter un catarrhe pulmonaire aigu,
» compliqué d'asthme, il les attaque séparément, enlève
» les spasmes, et la phlegmasie, restée seule, guérit peu à
» peu. » (Théry, 204.)

ANATOMIE PATHOLOGIQUE

Toutes les affections susceptibles de causer une gêne constante ou instantanée dans la respiration, ayant été regardées
comme étant des causes de l'asthme, les auteurs ont dû noter
toutes les lésions qui s'y rapportaient, sans réfléchir au peu
de consistance de ces lésions matérielles non plus qu'à la
difficulté d'expliquer par chacune d'elles isolément la série
si complexe des phénomènes caractéristiques de la maladie.

Nous allons successivement passer en revue celles de ces
lésions qui ont avec elle le rapport le plus direct, et nous
éliminerons celles qui ne nous semblent être qu'une coïncidence fortuite.

En général, chez les malades atteints d'asthme intermittent vrai, aucun désordre dans le poumon.

Dans les cas rares de mort au milieu de l'accès, on a
trouvé presque toujours du mucus ramolli, de la rougeur
des bronches, de l'emphysème.

LÉSIONS DU SYSTÈME NERVEUX.

Nous avons signalé, dans le chapitre des causes de l'asthme,
les lésions des centres nerveux, du nerf vague, du plexus
pulmonaire et du nerf diaphragmatique. Nous n'y revien-
drons pas.

LÉSIONS DE L'APPAREIL RESPIRATOIRE.

Inflammations chroniques, épaississements de la membrane muqueuse, des bronches ; rétrécissements, obstruc·

tions par du mucus épaissi, développement des ganglions bronchiques, tubercules crus ou ramollis, œdème et emphysème pulmonaire. A l'égard de l'emphysème pulmonaire, nous verrons, dans la suite de ce travail, comment il est quelquefois héréditaire, comment, bien plus souvent, il est l'effet de l'asthme, et quel est dans ce cas le mécanisme de sa formation.

LÉSIONS DE L'APPAREIL CIRCULATOIRE.

Hypertrophie du cœur et des ventricules, dilatations et épaississement des cavités du cœur et de l'aorte, dilatation anévrismatique de ces cavités, dilatation des oreillettes, des ventricules ; ulcérations, ossifications des valvules, des artères et des veines coronaires ; anévrisme de l'artère pulmonaire, abcès dans ses parois, etc., etc.

Nous ferons pour l'hypertrophie du cœur, surtout celle de l'oreillette droite, la même remarque que pour l'emphysème. Les pathologistes ont parfaitement reconnu que les troubles de la respiration influaient notablement sur le cœur ; la difficulté qu'éprouve le sang à circuler dans le poumon exige des efforts plus considérables de la part du centre circulatoire, le sang y stagne plus volontiers : de là des hypertrophies et même des dilatations secondaires, dues à la maladie de l'organe respiratoire, ce qui arrive lorsque les accès se répètent souvent, durent longtemps, et qu'ils ont une certaine intensité.

LÉSIONS DE L'APPAREIL ABDOMINAL.

On a noté l'état squirreux de l'estomac, la présence des hydatides, celle du ténia et autres entozoaires ; les affections de la rate et du foie, les dilatations gazeuses des intestins, les maladies de l'utérus, etc., etc.

On pourrait allonger à l'infini la liste des lésions anatomo-pathologiques, regardées autrefois comme la cause première de l'asthme.

Nous avons rappelé les principales d'entre elles, afin de montrer une fois de plus la nécessité absolue de les distinguer de l'affection spasmodique, d'isoler les symptômes curables de ceux qui ne le sont pas ; en un mot, afin que la lésion organique ne fasse pas oublier l'élément nerveux, qu'il faut traiter comme s'il était uniquement idiopathique, si l'on ne veut pas aggraver l'état général en attaquant la maladie par un traitement inopportun.

Au reste, et nous le répéterons encore, aucune de ces lésions, pas plus que les causes externes, ne saurait être la cause efficiente de la maladie. Cette cause réside toujours dans l'action d'une diathèse, se manifestant primitivement et d'emblée sur le système nerveux, ou secondairement par l'intermédiaire du système sanguin, quelquefois des deux manières à la fois : or, l'asthme étant une maladie convulsive, c'est-à-dire nerveuse, les altérations du sang n'amènent les spasmes qu'en excitant les nerfs, et c'est dans ces derniers qu'en tout état de cause il faut encore chercher la racine des phénomènes mécaniques de l'asthme, ce que nous allons maintenant essayer de démontrer.

SIÉGE ET NATURE

HISTORIQUE.

Si l'on veut savoir de quelle manière une maladie peut être compliquée, reconnaître et séparer d'elle les complications, reconnaître sa gravité propre et la séparer de celle des maladies qui l'accompagnent ; si l'on veut enfin la combattre par une thérapeutique rationnelle, il faut savoir d'abord en quoi elle consiste, quelle est sa nature et quel est son siége ; la nécessité de ces notions est telle, que dans tous les temps

on s'est occupé de leur recherche, et que l'insuccès d'un
auteur n'a jamais découragé les autres.

Un très long chapitre historique serait nécessaire pour
examiner toutes les théories et les opinions diverses qui ont
été données sur la nature de l'asthme ; il serait curieux et
instructif de suivre à travers les âges la série des transformations et les évolutions singulières de cette affection, qui paraît, disparaît, pour reparaître ensuite avec un nom nouveau,
et dont la fortune est si singulière, a-t-on dit avec justesse,
que les découvertes les plus brillantes et les plus utiles n'ont
fait qu'obscurcir et effacer son histoire. Nous allons passer
en revue celles qui ont eu le plus de retentissement, celles
qui, avec moins d'éclat, peuvent éclairer notre sujet, celles
enfin qui, par leur étrangeté même, portent encore avec elles
un certain enseignement.

GALIEN, CELSE, ARÉTÉE.

La première théorie que l'on rencontre dans l'antiquité est
la théorie humorale de Galien, Celse, Arétée, qui confon-
dent l'asthme avec toutes les dyspnées, leur assignant pour
cause les humeurs visqueuses et tenaces, les tubercules et les
inflammations qui encombrent les bronches ou rétrécissent
le poumon. Celse signale, en outre, l'étroitesse des parties,
et Arétée l'influence du froid, de l'humidité sur la production de ces humeurs. Arétée a nommé asthme *pneumode*
celui qui est causé par la phthisie.

Cinq siècles plus tard, Paul d'Egine adopte la théorie de
ces pères de la médecine.

AVICENNE ET LES ARABES.

Avicenne et les Arabes expliquent l'asthme par une hu-
meur grossière qui pénètre dans les conduits respiratoires,
ou par les humidités qui de la tête tombent dans le thorax :
le desséchement des poumons chez les individus exposés

par leur profession à une haute température, peut en être cause, *mais ils trouvent que l'asthme a beaucoup d'analogie avec les paroxysmes d'épilepsie et de spasme.*

Cette doctrine régna dans les écoles pendant plus d'un siècle et demi, comme on peut le voir dans les nombreux traités de médecine qui ont été publiés dans ce long espace de temps.

ROGER BACON, RAYMOND LULL.

Dans le xiie et le xiiie siècle, toutes les maladies s'expliquèrent par des influences occultes, par la disposition propice ou fâcheuse des astres, *par les altérations chimiques des humeurs et des solides du corps.*

PARACELSE, VAN HELMONT.

Au xvie siècle, Paracelse s'efforça de renverser les doctrines de Galien, en s'appuyant sur ses travaux et sur ceux de ses prédécesseurs ; pour lui, toutes les maladies s'expliquaient *par des réactions chimiques, par des fermentations* et par la présence dans l'économie de principes minéraux, comme le soufre, le mercure, le tartre. Van Helmont, au xviie siècle, restaura les principes iatrochimiques de Paracelse ; *ne pouvant expliquer l'asthme avec la doctrine galénique, parce que certains accès se terminaient sans expectoration immédiate, il créa l'hypothèse de la contraction spasmodique des bronches :* il ne niait pas l'obstruction de ces conduits par le mucus, mais ce mucus n'était point alors la cause de l'accès ; il était, au contraire, la conséquence des désordres que ces crises produisaient.

Un principe violent, provenant de la lésion de quelque viscère, occasionnait le spasme, auquel il donnait le nom caractéristique d'épilepsie du poumon.

LEPOIS, SENNERT, RIVIÈRE, FERNEL.

Lepois expliqua l'asthme et toutes les maladies spasmodiques par des amas de sérosité en effervescence dans la
poitrine et dans le cerveau.

Sennert partageait l'opinion de Galien et de Celse sur l'é-
troitesse des bronches et les humeurs qui s'y amassaient ; il
adoptait en partie la doctrine de Lepois.

Rivière et Fernel parlent comme les Arabes de vapeurs
humides qui tombent sur la tête, sur le poumon ; mais dans
leur théorie, on distingue pourtant que l'asthme est un catarrhe. Rivière reconnaît un asthme hypocondriaque.

SALVIATICUS.

D'après Salviaticus, *la pituite* était produite dans le cerveau *par des écarts de régime, par un excès d'humidité,
ou bien elle était attirée des autres organes par une force
attractive*, puis renvoyée au poumon par une force expulsive.

DEHAEN, REDLER.

Dehaen et Redler *croyaient que l'asthme provenait du rachitisme*.

PLÆTER, JOHNSTON.

Plætér disait que les humeurs ou *calculs développés dans
la poitrine engendraient l'asthme*.

Johnston dit : « Causa est asperarum arteriarum sed et
» lævium obstructio et compressio, 1º ab humore viscido
» bronchias infarciente ; 2º ab humore seroso in ramis venæ
» cavæ majoribus fervente ; 3º a crudo tuberculo, grandine
» et calculis. »

WILLIS, BARBEYRAC.

Willis admet trois espèces d'asthmes : celui qui est causé par le rétrécissement des bronches, produit par l'obstruction ou la contraction de ses conduits, le seul, dit-il, qui soit connu des autres médecins : l'asthme convulsif, dans lequel la matière morbifique, partant de divers points, se porte sur les organes respiratoires et paralyse leur action; et un asthme mixte, qui participe des deux précédents.

Selon Barbeyrac, qui reflète les idées de Willis, la matière âcre s'attache aux fibres du poumon ou à quelques-uns des nerfs qui se répandent dans sa substance : elle les picote et les irrite extrêmement, et cause de violentes agitations aux esprits animaux, qui, se portant sans ordre sur le poumon, le font tantôt serrer, tantôt dilater d'une manière fort irré-gulière.

Pour produire l'asthme convulsif, il n'est pas nécessaire que l'irritation se fasse toujours dans l'extrémité des nerfs des parties qui servent à la respiration, il suffit seulement que la matière irritante se jette sur le principe, car, de cette manière, les esprits animaux, violemment agités, produisent l'asthme.

BOERHAAVE, ETMULLER.

Pour Boerhaave, il est déterminé par toutes les causes de dyspnée, mais surtout par la constriction spasmodique des fibres musculaires du poumon.

Etmuller a, l'un des premiers, désigné un certain nombre d'états généraux capables de produire l'asthme : pour lui, l'asthme humide était causé plutôt par une affection de l'es-tomac que par une affection de la poitrine : c'était le cas des hypocondriaques et des scorbutiques; il admettait un asthme convulsif, sec occulte, hystérique ; un asthme diaphragmatique sans convulsions ni toux, et il terminait par l'histoire de l'asthme pulmonaire causé par les émanations métalliques, les abcès, les difformités du thorax, etc., etc.

SYDENHAM, HOFFMAN, SAUVAGE.

Sydenham, suivant la doctrine de Celse, place l'asthme entre la dyspnée et l'orthopnée ; dans la première, les bronches sont obstruées, les poumons le sont dans la seconde.

Hoffman, dont les écrits ne sauraient être assez lus, distingue l'asthme qui a pour cause le mucus qui obstrue les bronches, de celui qui est causé par l'état spasmodique des cellules pulmonaires ; *il admet un autre asthme arthritique et goutteux.*

Sauvage, dans sa *Nosologie*, a placé l'asthme, d'après son symptôme, dans la classe des anhélations ; mais quoiqu'il ne se prononce pas sur la cause de l'obstacle qui revient périodiquement et s'oppose aux mouvements fonctionnels du poumon, il laisse entrevoir, dans la manière éclectique dont il l'a divisée, quel rôle la diathèse devait jouer un jour dans cette affection. On a de lui une définition que l'on cite encore : « Asthma est morbus chronicus cujus præcipuum » symptoma est periodice recurrens spirandi difficultas ; » dyspnea est difficultas spirandi chronica ut in asthmate et » non intermittens indè ab asthmate differt. »

FLOYER, SCHULTZ.

Floyer attribue l'asthme à l'enflure des membranes du poumon qui resserrent les bronches, les vésicules du poumon et les vaisseaux sanguins ; cette enflure est causée par des esprits flatueux, raréfiés ou poussés à travers les glandes du cerveau, soit par des accidents extérieurs, soit par une effervescence fébrile et périodique du sang.

Schultz a reconnu l'asthme catarrhal, variété intermédiaire entre l'asthme humide et la bronchite.

CULLEN.

Avec Cullen, la question se précise ; l'asthme est bien une affection spasmodique des bronches, causée par la contraction spasmodique de leurs fibres musculaires ; et de ce fait, le premier il conclut : 1º que cette contraction s'oppose à la liberté de l'inspiration ; 2º que, par la rigidité qu'elle produit, elle s'oppose à la liberté de l'expiration et à la sortie des crachats. Doué d'un bon sens pratique remarquable, il décrit trois espèces d'asthmes : *l'asthme spontané, l'asthme exanthématique* et *l'asthme pléthorique.*

PINEL, RYAN, FEDERIGO.

Pinel, dans sa *Nosographie nosologique*, place l'asthme parmi les névroses de la respiration.

Ryan attribue l'asthme à l'impression de l'air froid sur le poumon et au spasme tonique qui en est la suite.

Suivant Federigo, tout ce qui met obstacle à la liberté de l'acte respiratoire, soit directement, soit indirectement, est une cause d'asthme.

BRÉE.

Brée, qui était asthmatique et qui a laissé des observations intéressantes, admettait quatre espèces d'asthmes ; il considérait comme cause principale le jeu violent des muscles respirateurs se trouvant dans les parois des grandes cavités viscérales ou voisins d'organes importants. L'asthme était pour lui comme le résultat d'une irritation déterminée par l'état convulsif de ces muscles.

LAENNEC.

Laënnec, aidé des connaissances anatomiques précises de son temps, éclairé par l'étude des lésions cadavériques et par ses propres découvertes, démembre le premier l'asthme des anciens, et réagit contre les idées de spasme simplement nerveux ; il pense que le catarrhe pulmonaire chronique est le plus souvent la cause de l'asthme. Il admet donc deux espèces d'asthmes : 1° l'asthme nerveux, fondé sur l'existence des fibres musculaires de Reissessen, dont la contraction entraîne celle des vésicules pulmonaires, aussi bien que celle des ramifications bronchiques ; 2° l'asthme catarrhal ou emphysémateux.

HUFELAND.

Hufeland établit plusieurs variétés d'asthme qui, selon lui, réclament des traitements particuliers : 1° l'asthme nerveux, 3° l'asthme sanguin, 3° l'asthme métastatique, 4° l'asthme abdominal, 5° l'asthme atonique, 6° l'asthme idiopathique ou organique.

DELENS, REISSESSEN, CRUVEILHIER.

Delens, Reissessen et M. Cruveilhier prétendent que le siége de l'asthme réside dans le réseau musculaire des bronches et dans les cellules pulmonaires, et que le râle sibilant qu'on y entend provient du rétrécissement de l'orifice des vésicules.

ROSTAN, BRICHETEAU, BÉGIN.

M. Rostan qui, en 1815, étudiait l'asthme chez les vieillards, pensait qu'il n'était qu'une affection symptomatique d'une maladie du cœur et des gros vaisseaux ; il a modifié depuis cette opinion exclusive.

Selon MM. Bricheteau et Bégin, l'asthme est causé par une irritation de la membrane muqueuse des bronches, susceptible de produire une obstruction ou un resserrement de ces conduits, et secondairement la contraction sympathique des muscles bronchiques et des parois de la poitrine. Selon Bricheteau, les nerfs jouent aussi un rôle actif dans le resserrement spasmodique des conduits aérifères.

GEORGET, CHARLES BELL.

Georget avance que la cause des phénomènes réside dans le cerveau et le rachis et nullement dans le cœur et dans les poumons.

Charles Bell est d'avis que la paralysie des nerfs respiratoires peut amener l'immobilité des muscles respiratoires externes, et produire ainsi les symptômes de l'asthme.

BROUSSAIS.

Broussais place l'asthme dans l'ordre des névroses des fonctions intérieures ; il l'attribue à la difficulté avec laquelle le sang traverse les poumons dans les affections chroniques de la poitrine, et, en leur absence, en un état organique du cœur, qu'il considère comme le régulateur de la respiration, et dont l'altération peut descendre jusqu'à la simple congestion de ses parois avec excès d'irritabilité.

BAILLIE, BRESCHET.

Les anatomo-pathologistes, parmi lesquels on cite MM. Baillie, Breschet, etc., considèrent l'emphysème pulmonaire comme la cause unique, ou du moins comme la plus fréquente de l'asthme.

COPLAND, RAMADGE, SANDRAS.

Copland croit que l'asthme dépend d'une constriction spasmodique des tubes aériens, avec congestion des vaisseaux capillaires de la muqueuse bronchique, sécrétion notable de mucosités, toutes causes qui font obstacle à l'inspiration aussi bien qu'à l'expiration ; d'où il résulte pour les poumons que leurs vésicules sont dilatées outre mesure, au point de se rompre quelquefois, qu'elles perdent leur élasticité, que l'emphysème se produit, lequel, dans cette théorie, devient tout à fait secondaire.

M. THÉRY.

Ainsi que Ramadge et Sandras, M. Théry adopte cette manière de voir, et il formule ainsi sa pensée :

« Il est difficile de mieux faire sentir comment les spasmes » des muscles bronchiques, véritable cause première, engen- » drent ces catarrhes et ces emphysèmes auxquels de nos » jours on a voulu faire jouer le premier rôle, alors qu'ils » sont des effets dont le praticien doit tenir compte dans » l'emploi de ses moyens thérapeutiques. »

Selon lui, la lésion morbide appréciable ou non appréciable par nos moyens d'investigation et qui est la cause, doit être distinguée du mouvement ataxique, de la convulsion, qui est l'effet ; l'effet est toujours le même et la cause varie ; la gravité de la cause fait la gravité de l'effet.

La convulsion est donc un symptôme des troubles de l'innervation seule. A moins d'être limitée dans un espace très circonscrit, elle ne peut conduire à reconnaître la partie malade, ni dire quelle est sa nature, à cause de la variété des lésions et des agents capables de la produire.

On a cherché par tous les moyens à déterminer quel point de l'axe cérébro-rachidien produisait la convulsion de telle ou telle partie; on n'a pu y parvenir, et on ne s'est point assez demandé : pourquoi la convulsion ?

Est-ce un symptôme sans valeur ? n'est-ce pas une réaction utile, un mouvement désordonné, mais accompli dans un certain but ? n'est-ce point un effort critique, une manifestation de cette lutte du corps vivant contre la maladie, résistance qu'étudiait Hippocrate et que peut-être on n'étudie plus assez ?

Il admet un fluide circulant dans les nerfs et transmettant au cerveau les impressions de la périphérie, et aux organes les ordres de la volonté. « Ce fluide nerveux s'use dans ces mou-
» vements, se répare par le sommeil et le repos, et il peut
» s'entasser avec plus ou moins de lenteur dans un point quel-
» conque du système nerveux : ainsi, dans l'asthme, les nerfs
» inspirateurs sont surchargés d'influx nerveux. Il en est de
» ces parties comme des machines électriques trop chargées :
» une cause vient-elle à irriter les parties malades, les con-
» vulsions se produisent, l'excès d'influx nerveux disparaît.

» Il y a, pour me servir d'une expression un peu hasar-
» dée, hémorrhagie du fluide nerveux.

» Les accès convulsifs des affections spasmodiques sont en
» réalité des crises nerveuses : plus les accès sont longs, plus
» leurs intervalles le sont, et réciproquement : d'où résulte, à
» moins de circonstances spéciales, la nécessité de respecter
» les crises, pendant lesquelles on agit en aveugle, et de se
» borner à chercher les causes pour les combattre dans les
» intervalles. »

SEEGERS, AMÉRICAINS.

Pour M. Seegers, l'asthme est une affection rhumatismale des fibres musculaires bronchiques, et on doit l'appeler bronchodynie.

Les Américains regardent l'épaississement ou le boursou-

flement de la muqueuse bronchique comme causes principales de l'asthme.

FERRUS.

M. Ferrus reconnaît que les lésions de tissu dont le système nerveux est le siége donnent à l'asthme les caractères
propres aux maladies nerveuses en général ; mais que l'asthme
peut être l'expression de lésions organiques placées ailleurs
que dans le système nerveux ; il appelle asthme idiopathique
celui qui reconnaît pour causes matérielles les lésions du
système nerveux. Il admet que, dans des cas fort rares, ces
lésions échappent aux recherches ; mais comme il peut en
être rationnellement considéré comme le siége, il n'en fait
pas une classe à part.

CHARLES PINEL.

M. Pinel (Charles), dans sa thèse remarquable, rajeunit
les opinions de Dupuytren et de Zalloni, qui pensent que les
spasmes des bronches et des muscles inspirateurs sont causés
par une affection des nerfs pneumo-gastriques ; il s'appuie
sur l'expérience des plus célèbres physiologistes, M. Claude
Bernard en tête, et de l'opinion de MM. Monneret et Fleury.
(*Compendium.*)

PIORRY, GENDRIN.

M. Piorry repousse l'existence de l'asthme essentiel ou
sans lésion, et la collection de symptômes que les auteurs
nomment ainsi peut être produite par des cardiopathies, par
le refoulement des viscères, par des aortolithies, par des névralgies intercostales ou par des névropathies de la huitième
paire, par des myélites dont le point de départ peut être ou
ne pas être dans les ovaires, etc., etc.

M. Gendrin trouve dans l'établissement par intervalles de mouvements fluxionnaires vers la muqueuse bronchique, et, par suite, dans la congestion diacritique de cette membrane ou dans son inflammation, la cause de la maladie.

BRETONNEAU.

M. Bretonneau reconnaît la nature nerveuse de l'asthme, mais il croit que la dyspnée est occasionnée, non par un spasme, mais par une congestion violente des poumons.

Selon lui, il se passe quelque chose d'analogue à ce qui a lieu chez quelques épileptiques où l'*aura* est accompagné de symptômes congestifs qu'il nous est permis souvent de percevoir. S'il part de la main, celle-ci se gonfle, et les doigts sont violemment serrés par les bagues qu'ils portent ; ceci dure une ou quelques minutes, et l'accès arrive. Cette congestion est aussi essentiellement nerveuse que celle qui produit la rougeur de la face pendant une émotion morale. Dans l'asthme, il se fait une congestion semblable, et l'afflux des liquides, oblitérant les vésicules pulmonaires et les ramifications bronchiques, devient cause de la dyspnée et amène consécutivement la sécrétion bronchique que l'on observe généralement à la fin de l'accès.

· La théorie du médecin de Tours tendrait à confirmer le nom d'épilepsie du poumon donné à l'asthme par Van Helmont ; elle est ingénieuse, mais un peu subtile ; de plus, est-elle bien facile à comprendre et ne rappelle-t-elle pas en plus d'un endroit l'enflure causée par les esprits flatueux de Floyer, etc. ?

HYDE DE SALTER.

Le docteur Hyde de Salter, dans son mémoire imprimé dans la *Revue britannique et étrangère*, se demande quelle est la nature essentielle de l'asthme ? Évidemment, dit-il, c'est une tendance des nerfs et des muscles des bronches à entrer trop facilement en action ; mais que le stimulus soit appliqué immédiatement ou médiatement, son influence ne devrait pas produire, à l'état normal, le résultat obtenu chez l'asthmatique.

PUTÉGNAT, LEFÈVRE.

Pour M. Putégnat de Lille, l'asthme est une névrose qui a pour cause un surcroît d'électricité dont il place le siége dans la membrane muqueuse des bronches.

Comme MM. Bricheteau et Bégin, M. Lefèvre admet dans l'asthme une irritation primitive des bronches et des spasmes consécutifs. « Nous avons vu, dit-il, comment cette irrita-
» tion de la muqueuse bronchique retentissait sur les muscles
» bronchiques, qui, comme tous les muscles de la vie inté-
» rieure, sont naturellement excités par les agents locaux qui
» agissent sur la membrane qui les recouvre.

» Les muscles bronchiques placés parmi les muscles de
» la vie organique sont doués des mêmes propriétés que
» les autres muscles du même ordre, et soumis comme eux
» à l'influence des modifications de la membrane muqueuse
» qui leur est subjacente. Tantôt leur irritabilité est excitée
» par des agents qui agissent directement sur cette mem-
» brane muqueuse ; d'autres fois la cause agit d'une manière
» sympathique : un coryza, une angine peuvent amener la
» contraction des bronches, comme la titillation du gosier,
» la présence d'une bougie dans l'urètre, d'un suppositoire
» dans l'anus, déterminent l'action de l'estomac, de la vessie
» et de l'intestin : la solidarité qui existe entre la membrane
» muqueuse pulmonaire et l'enveloppe cutanée explique ces
» phénomènes, et si l'on pense que c'est le premier contact
» de l'air qui détermine la première inspiration, que l'im-
» pression vive de cet agent rétablit la respiration dans les
» cas d'asphyxie, que les diverses conditions de sécheresse

» et d'humidité de l'air, d'agitation ou de repos de ce fluide,
» de son état électrique peuvent modifier la nature et la
» quantité des produits des surfaces cutanées et pulmo-
» naires, on ne doit pas être surpris du rôle important que
» jouent tous ces changements dans la production des pa-
» roxysmes de l'asthme.

» Une dernière considération en faveur de l'opinion qui
» présente la muqueuse pulmonaire comme siége de l'asthme,
» c'est son état pathologique dans un grand nombre de cas :
» on ne devrait pas être surpris, d'ailleurs, de ne rien trou-
» ver dans les organes, si la maladie était récente, si les
» accès avaient été séparés par de longs intervalles, car le
» trouble momentané dont ils sont le siége a besoin d'être
» renouvelé un grand nombre de fois pour laisser des traces
» matérielles. »

M. BEAU.

Enfin, en 1843, dans ses conférences à l'hospice de la
Salpêtrière, M. Beau, après avoir réfuté l'opinion qui attribuait l'asthme à l'emphysème pulmonaire, a rapporté tous
les accidents à une bronchite et à une sécrétion plus abondante dans les branches de l'arbre aérien : si l'inflammation
siége dans la trachée-artère et les grosses bronches, on a le
catarrhe ordinaire, et si cette même inflammation siége
dans les petites bronches, on voit l'asthme se produire ; dans
le cas où le malade est en parfaite santé dans l'intervalle des
accès, dans ceux où l'autopsie ne trouve rien, la maladie a
commencé et fini avec l'accès.

Cette opinion, très nette et très catégorique, lui permet de
définir l'asthme d'après sa nature : « l'asthme, dit-il, est
» une dyspnée qui, pouvant être continue ou intermittente,
» affecte dans la majorité des cas la forme exacerbante, et
» connaît pour cause l'obstruction des canaux aériens par
» un mucus épais et dense, dont l'expulsion ou le déplace-

» ment détermine la cessation complète de l'oppression. »

C'est, en d'autres termes, la pensée humorale de Galien, à laquelle il revient après des siècles ; cette opinion, que nous allons examiner tout à l'heure, développée par M. Crozant dans son ouvrage sur l'asthme, a été combattue et victorieusement réfutée *par MM. Trousseau, Lefèvre, François*, etc. M. Trousseau, non moins net et non moins absolu que M. Beau, a comme lui défini l'asthme d'après sa nature ; il entend seulement par asthme « une dyspnée souvent extrême, » essentiellement intermittente ou rémittente, dyspnée que » n'explique aucune lésion matérielle appréciable du cœur » et des poumons, dyspnée toute nerveuse et qui peut se » montrer ainsi comme phénomène accessoire, et non néces- » saire, dans les affections organiques diverses de la poi- » trine. »

L'asthme est donc, pour M. Trousseau, une affection bien franchement nerveuse. C'est une névrose, mais une névrose d'une nature particulière, et, pour définir son espèce, il ajoute : c'est une névrose diathésique, c'est-à-dire qu'il est très rare que cette affection ne se lie pas à l'existence d'une diathèse.

Cette opinion me paraît la seule plausible, je dirai même la seule fondée ; basée sur la grande vue hippocratique des diathèses, elle seule peut concilier et embrasser les doctrines particulières ; ces doctrines sont rivales parce qu'elles sont exclusives, exclusives parce qu'elles s'appuient sur des faits plus ou moins saillants, aperçus sous un certain angle et appréciés selon les besoins du système médical ou philoso- phique dominant. Chacune d'elles, en particulier, possède une part plus ou moins grande de vérité, mais non la vérité tout entière, parce que l'on s'est trop hâté de généraliser les faits sur lesquels elles reposent, et que ces faits, étudiés iso- lément et en dehors de la doctrine traditionnelle, n'offrent aucune base solide à l'établissement d'une doctrine générale.

Seule, la doctrine des diathèses permet d'expliquer les

phénomènes de l'asthme et *les fantaisies* les plus excentriques de cette affection; mais avant de développer cette idée, je crois le moment venu d'examiner avec quelques détails les doctrines qui lui sont opposées, et qui, en ce moment même, partagent encore quelques bons esprits.

EXAMEN DES DOCTRINES DOMINANTES

Elles peuvent se ranger dans les catégories suivantes :

1° Lésions du cœur et des gros vaisseaux (Broussais, Rostan) ; 2° emphysème pulmonaire (Laënnec, Louis) ; 3° catarrhe des bronches (Beau, Crozant, etc.) ; 4° spasmes des bronches et des muscles inspirateurs, causés : A. par une affection du cerveau (Georget) ; B. par une affection des pneumogastriques ou des nerfs du poumon (Dupuytren, Zalloni, Charles Pinel) ; C. par l'irritation de la muqueuse pulmonaire (Bégin, Bricheteau, Lefèvre) ; D. par une affection des centres nerveux ou des nerfs affectés à l'acte de la respiration (Willis, Cruveilhier, Ramadge, Copland, Cullen et Théry); E. par une affection de ces mêmes nerfs, liée le plus souvent à l'existence d'une diathèse (Trousseau).

L'asthme est dû à des congestions sympathiques des affections du cœur et des gros vaisseaux.

Il y a plus de quarante ans (1817) que M. le professeur Rostan publia un mémoire tendant à démontrer que l'asthme n'est autre chose que la dyspnée, compagne pour ainsi dire inséparable des maladies du cœur et des gros vaisseaux ; nous avons combattu cette opinion en parlant des causes de l'asthme. Nous allons la résumer brièvement :

1° La dyspnée des personnes atteintes de maladies du cœur ou des gros vaisseaux n'a pas de périodicité bien marquée ; elle a des exacerbations, mais jamais de rémission complète comme dans l'asthme.

2° Les accès ont lieu le jour comme la nuit et ne s'accompagnent pas de douleurs sous-sternales.

3° On les produit chez elle pour ainsi dire à volonté, par la marche et l'action de monter un escalier, par un exercice quelconque ou une émotion morale.

D'autre part, si l'asthme est une affection symptomatique des maladies du cœur, pourquoi, les symptômes étant toujours les mêmes, les lésions sont-elles si diverses ?

Comment se fait-il que chez certains sujets, chez lesquels les accès d'asthme étaient bien caractérisés, on n'ait trouvé aucune lésion qui puisse expliquer leur production ?

Comment expliquer ces intermittences dans les phénomènes et ce retour à la santé avec une lésion organique toujours existante ? En admettant que l'asthme soit le résultat de l'affection des gros vaisseaux, pourquoi de très jeunes enfants deviennent-ils asthmatiques, tandis que ces lésions sont le résultat des progrès de l'âge ? Dans ces dernières, le pouls est inégal, intermittent, irrégulier, la face est bouffie, les extrémités sont infiltrées ; rien de semblable dans l'asthme.

Chez certains asthmatiques, enfin, c'est en vain que l'on rechercherait quelque lésion anatomique, et la médication que l'on emploie pour les soulager n'est pas celle, tant s'en faut, que l'on emploie pour combattre les maladies du cœur.

Bien plus, si l'asthme, qui peut très bien se trouver en quelque sorte greffé sur une maladie du cœur, lui était toujours intimement lié, l'intensité des accès serait en rapport avec la gravité des lésions ; or, il n'en est pas ainsi : pendant que, sous l'influence des moindres causes, certains de ces malades ont des accès de suffocation effrayants, d'autres supportent les affections les plus sérieuses des centres circulatoires sans en éprouver d'accidents relativement graves (1). (Trousseau, page 727.)

M. Rostan, d'ailleurs, n'est pas resté exclusif dans son assertion : après avoir admis qu'il n'existe pas de trouble de fonctions sans lésions dans les organes, il a été obligé d'avouer qu'il n'est pas impossible que l'innervation pulmonaire soit affectée de manière à produire, dans quelques cas rares, les phénomènes de l'asthme ; c'est ainsi que Broussais éprouvant les plus grandes difficultés à faire rentrer l'asthme dans son système, inventa, pour cela, « la congestion » sanguine des parois du cœur avec excès d'irritabilité, dis- » position qui peut aussi accompagner les artérites, les » névrites ou les artéronévrites de cet organe, » et, finalement, le plaça dans l'ordre des névroses des fonctions intérieures.

Mais si les affections du cœur ne sont pas la cause première de l'asthme, elles en sont souvent l'effet.

L'obstacle à la circulation, qui résulte de la dyspnée, amène, de proche en proche, de l'engorgement dans les divisions bronchiques de l'artère pulmonaire, l'action du ventricule droit augmente, et il est aisé de voir que cette cause, incessamment renouvelée, peut amener une lésion matérielle que les efforts de la toux contribuent à développer.

L'affection cardiaque, une fois déclarée, entraînera par elle-même une dyspnée continue, qui, en vertu des rap-

(1) Chez M. X., âgé de 45 ans, tanneur dans la petite ville de C....., atteint d'une goutte vague, et d'une affection singulière du cerveau qui a mis à l'épreuve la sagacité de plusieurs maîtres illustres, j'ai trouvé, six mois avant sa mort, une lésion organique du cœur, avec insuffisance notable des valvules, diagnostic confirmé par M. Bouillaud. Pendant plusieurs années, M. X. ne s'est plaint que d'un peu de pesanteur stomacale, qu'il attribuait à des digestions pénibles ; il marchait, chassait, voyageait, faisait ses affaires, dormait horizontalement, sans avoir jamais eu un seul accès de suffocation.

ports étroits qui unissent les deux grandes fonctions circulatoires et respiratoires, favorisera d'autant plus le retour des
accès d'asthme qu'elle sera plus intense ; et il résultera de là
une sorte de cercle vicieux pathologique d'où la mort seule,
au bout d'un temps plus ou moins long, pourra faire sortir
le malade.

L'asthme est presque exclusivement la manifestation d'un emphysème pulmonaire.

M. Louis généralise cette opinion de Laënnec, qui admet-
tait, en plus, l'asthme nerveux et le catarrhe sec ; mais pour
M. Louis, l'élément catarrhal n'est que secondaire, alors que
Laënnec y voyait la cause de la formation de l'emphysème.

C'est en 1835 que parurent les travaux de cet éminent pa-
thologiste. Dans le but de renverser la théorie de son illustre
prédécesseur, M. Louis a fait observer : 1° que l'oppression
asthmatique n'est pas toujours accompagnée de catarrhe ;
2° qu'elle ne subit pas des exacerbations lorsque le catarrhe
passe à l'état aigu ; 3° que le maximum de l'emphysème a
ordinairement son siége vers les bords tranchants des poumons et dans leur voisinage, tandis que le catarrhe pulmonaire a le sien en arrière et en bas ; 4° et qu'enfin il arrive
qu'à l'autopsie si l'on trouve les vésicules dilatées, elles sont
vides, sans aucun mucus ni fausses membranes.

Pour lui, cette dilatation est due à une force plus que
problématique, ainsi qu'il en convient lui-même, qu'il appelle force *de développement des organes creux*, en vertu de
laquelle ceux-ci s'élargissent sans qu'aucun obstacle mécanique puisse en rendre compte.

Cette théorie subtile repose sur une abstraction pure ; elle
n'offre aucune analogie avec ce qui s'observe dans l'état sain
ou dans l'état morbide.

Ajoutons qu'elle est impuissante à nous faire comprendre la production du phénomène principal de l'emphysème :

la dyspnée, car les poumons contiennent une plus grande
quantité d'air qu'à l'état normal ; tandis que, au contraire, on
voit la gêne des fonctions respiratoires apparaître comme une
conséquence obligée de l'emphysème, si l'on admet que
cette distension des vésicules résulte d'obstacles qui s'opposent à la libre sortie de l'air, et qui dès lors rendent difficile
son renouvellement dans les voies pulmonaires. (Charles
Pinel, thèse.)

D'après M. Louis, l'emphysème est donc une affection
primitive, indépendante de tout élément catarrhal, et, une
fois produit, il devient la cause de tout le désordre que l'on
observe chez ceux dont les vésicules aériennes sont dilatées.

Malgré l'autorité de M. Louis, et sa théorie fût-elle entière,
il est impossible d'accepter cette manière de voir, que
M. Beau a réfutée sans réplique en démontrant : 1° qu'on ne
rencontre pas cette lésion chez tous les asthmatiques ; 2° que
chez beaucoup elle paraît pendant l'accès d'asthme et disparaît en même temps que lui ; 3° qu'enfin elle peut exister
sans qu'on observe de la dyspnée, ainsi que l'avoue M. Louis
lui-même.

L'erreur de M. Louis provient de ce que l'emphysème, se
rencontrant presque toujours chez les asthmatiques, il en a
conclu que cette lésion organique était la cause de la maladie, et qu'à l'exemple de M. Rostan, il a confondu l'asthme
avec la dyspnée.

Cette confusion est cause que cet observateur, d'ailleurs
si exact et si judicieux, a été entraîné à décrire, au lieu de
la marche et des symptômes de l'emphysème, la marche
réelle et les symptômes de l'asthme aggravé de sa lésion la
plus habituelle ; on retrouve, en effet, dans sa description,
tous les signes de cette affection, ses caprices, l'innocuité relative des crises, ses complications et ses terminaisons ordinaires ; et s'il l'a trouvée héréditaire 18 fois sur 24, c'est que
ses emphysémateux étaient avant tout asthmatiques, l'asthme
étant une affection essentiellement héréditaire.

M. Trousseau, qui pas plus que M. Beau ne peut comprendre que cette affection puisse être primitive et encore moins constituer l'asthme, rappelle : 1° qu'il existe des malades chez lesquels l'affection nerveuse ne coïncide nullement avec la lésion pulmonaire, et chez lesquels le murmure vésiculaire s'entend partout libre et ample; 2° que l'emphysème se produisant sous l'influence de la toux, on le rencontre chez les enfants qui ont eu une coqueluche violente, chez les individus sujets aux affections catarrhales; 3° qu'il résulte de là que cette lésion se rencontre beaucoup plus fréquemment qu'on n'observe l'asthme, et qu'enfin elle se voit à l'autopsie d'individus qui n'ont jamais rien éprouvé d'analogue aux symptômes de cette maladie, si ce n'est tout au plus un peu de dyspnée.

D'un autre côté, n'oublions pas que, réduit à lui-même, l'emphysème de M. Louis, lésion fixe, permanente du tissu pulmonaire, ne saurait expliquer l'influence des causes dites morales de l'asthme; ni celle des causes physiques dont l'action inconstante chez l'un aggrave l'accès, chez l'autre le soulage.

Il ne saurait expliquer non plus le retour si capricieux et si bizarre des accès de la dyspnée, leur spontanéité, leur intensité variable, indépendante de l'intensité des causes, les intervalles qui les séparent, et l'absence pendant les intervalles de tout bruit anormal dans le poumon.

Enfin, si l'on réfléchit à la marche de la maladie, à la dilatation et à la sonorité exagérée du thorax, à la saillie des muscles intercostaux dans les accès dyspnéiques, à l'absence de murmures vésiculaires remplacés par des râles vibrants, etc., etc., tous symptômes qui disparaissent rapidement d'une manière plus ou moins complète, on ne peut comprendre que tous ces accidents soient liés à l'existence de l'emphysème primitif et spontané, et l'on ne peut s'empêcher de dire, avec M. Trousseau, qu'ici tout prouve que l'emphysème ne saurait être mis en cause.

Il est bien plus naturel, au contraire, de regarder l'emphy-sème comme une lésion secondaire.

L'emphysème fugitif, qui se produit dans l'asthme d'une manière presque subite, a d'autant plus de tendance à se fixer que les accès sont plus forts et plus rapprochés ; cela ne peut pas être autrement si l'on réfléchit : 1° aux efforts violents que font les asthmatiques pour respirer, à la position qu'ils sont obligés de prendre pour donner un point d'appui aux muscles inspirateurs, à la rapidité avec laquelle la colonne d'air pénètre dans les bronches ; 2° que, dans les accès d'asthme, l'expiration ne se fait pas par l'élasticité seule du poumon ou à peu près, comme dans l'état physiologique, qu'elle est sollicitée par la contraction violente des muscles expirateurs, et que, cependant, elle ne se fait que difficile-ment, incomplétement, à travers les ramifications bronchi-ques oblitérées par le spasme et le mucus.

De cette lutte fréquemment répétée il résulte à la longue, dans les vésicules pulmonaires, une distension que tend en-core à augmenter la toux violente qui se remarque si souvent dans ces cas, et c'est ainsi que, d'après M. François, l'élasti-cité des membranes intravésiculaires, trop souvent forcée, peut se perdre et ces membranes s'atrophier ou même être résorbées en partie.

L'emphysème peut être occasionné par toutes les causes qui apportent un empêchement considérable dans l'accom-plissement de l'acte respiratoire ; il n'a pas plus de rapports avec l'asthme qu'une foule d'autres états morbides différents ; car si d'un côté, comme le savent tous les anatomistes, il est peu de sujets dont l'autopsie ne révèle cette lésion, à quelque maladie qu'ils aient succombé, de l'autre, il est positif que cette même autopsie a prouvé l'absence de ces lésions chez beaucoup d'asthmatiques, ce qui juge la question d'une manière définitive. Aussi ne rappellerai-je que pour mé-moire l'argument tiré habituellement du mode d'action et du succès de telle médication spéciale dans l'asthme et de son inefficacité absolue contre la lésion emphysématique.

L'asthme est un vice de sécrétion bronchique.

Cette opinion a pour elle l'appui de l'antiquité : c'est celle de Galien, de Celse et d'Arétée. Elle a régné jusqu'au commencement du quinzième siècle ; Van Helmont et Willis l'attaquent les premiers, et créent la théorie du spasme bronchique. Ils gardent toutefois l'ancienne théorie pour le plus grand nombre des asthmes, et n'appliquent la nouvelle qu'aux cas rares où l'accès se termine sans expectoration. Parmi ses adhérents actuels les plus distingués, nous citerons MM. Gendrin et Beau.

Le premier a voulu démontrer dans ses leçons cliniques que l'asthme est aussi une diacrise, une supersécrétion bronchique ; l'air, emprisonné dans les vésicules par un mucus épais, ne pouvant s'échapper, et comprimé d'autre part par la colonne inspirée, tend à distendre ces vésicules, dont la réaction produit le paroxysme de l'asthme.

M. Gendrin admet que dans l'obscurité les animaux dégagent plus d'acide carbonique ; il voit dans cette supersécrétion à la surface des vésicules la cause déterminante des accès se montrant presque exclusivement la nuit.

Pour M. Beau, la supersécrétion est franchement inflammatoire ; il fonde sa théorie sur les données fournies par l'auscultation, et l'habileté reconnue de ce médecin dans ce genre de recherches lui a donné un relief qui a déterminé un assez grand nombre de convictions.

M. Beau admet deux grandes espèces de bronchites :

1° La bronchite à râles bullaires, qui d'ordinaire s'accompagne de fièvre et parfois d'une dyspnée peu considérable ; sa marche est continue ; aiguë ou chronique, elle fait périr le malade ou guérit radicalement et ne se répète pas d'une manière habituelle ni indéfinie.

2° La bronchite à râles vibrants, qui d'ordinaire ne s'accompagne pas de fièvre, n'est mortelle que par exception et se complique rarement de tubercules. La dyspnée qu'elle produit peut être intense ; elle peut s'accompagner de râles très bruyants dans la trachée, sans qu'il en résulte un danger sérieux pour le malade.

Cette bronchite se montre d'une manière habituelle chez le sujet qu'elle a déjà affecté ; parfois *elle offre une marche continue*, mais le plus souvent elle se présente sous l'aspect intermittent ou exacerbant, et alors elle dure autant que la vie, qu'elle n'empêche pas de se prolonger jusqu'à un âge avancé. La forme exacerbante est la plus fréquente, et affecte surtout l'âge mûr et la vieillesse. A cet âge, les accès se rapprochent tellement qu'il en résulte une dyspnée continuelle. Elle constitue l'emphysème de M. Louis.

La forme intermittente, qui dans la vieillesse passe à l'état exacerbant, n'est autre que l'asthme nerveux, l'asthme spasmodique des auteurs.

Suivant M. Beau, l'asthme nerveux n'est qu'un catarrhe bronchique intermittent.

« La dyspnée est causée par l'obstacle qu'oppose à la sor-
» tie de l'air la présence de mucosités épaissies et tenaces
» dans les ramifications ultimes des bronches. Elle peut va-
» rier en intensité comme les autres dyspnées, suivant le de-
» gré de l'obstruction des voies aériennes.

» Dans les points où l'obstruction du calibre de la bronche
» est incomplète, l'air, frottant contre le mucus dense, déter-
» mine un râle vibrant.

» Ces râles sont plus forts et plus nombreux à l'expiration,
» car, alors, à l'obstacle s'ajoute la diminution du calibre des
» bronches par le retrait du poumon.

» Si, au contraire, l'obstruction est complète, l'air ne passe
» plus, et il y a absence de murmure vésiculaire.

» Si ces absences de murmure vésiculaire et ces râles vi-
» brants alternent souvent, c'est que, par suite des mouve-

» ments de toux, l'obstruction, qui dans un moment est com-
» plète, peut bientôt devenir incomplète et réciproquement.

» Quand l'air a pu franchir le point obstrué à l'aide des
» agents puissants de l'inspiration, il se trouve emprisonné
» entre le mucus obstruant et l'extrémité vésiculaire de la
» bronche par un mécanisme analogue à celui de la crosse
» du fusil à vent. (Laënnec.)

» Comprimé dans cet espace par les agents de l'expiration,
» surtout pendant les mouvements de la toux, il réagit, en
» vertu de son élasticité, contre les vésicules qu'il distend,
» pour constituer l'emphysème ; de là, la sonorité exagérée
» et l'ampliation du thorax ; de là, l'élargissement des es-
» paces intercostaux.

» Cette lésion se lie aussi intimement à l'asthme que la di-
» latation du ventricule gauche à l'insuffisance de l'orifice
» aortique, que la dilatation de l'estomac au cancer du
» pylore.

» Le gonflement des veines du cou résulte de la compres-
» sion emphysémateuse exercée pendant l'expiration sur les
» troncs veineux intra-thoraciques.

» Il disparaît pendant l'inspiration ; la poitrine s'écarte
» alors, et la compression cesse naturellement, pour repa-
» raître et disparaître ainsi pendant toute la durée de l'accès.

» Le début de l'asthme *n'est jamais instantané*, parce
» qu'il faut que les matières muqueuses aient le temps de se
» former et de s'épaissir ; *mais il est souvent rapide ;* il en
» est ainsi d'une foule de sécrétions morbides, sous l'in-
» fluence d'impressions morales, de refroidissements ou
» autres causes. Ne voit-on pas survenir très vite certaines
» diarrhées, des sueurs, du coryza, des flatulences stoma-
» cales ?

» *Sa terminaison est le plus souvent graduelle.* Aux râles
» vibrants succèdent les râles bullaires, ce qui veut dire que
» le mucus se ramollit et se laisse traverser par l'air, qui le
» soulève sous forme de bulle ; les inspirations sont plus fa-

» ciles et plus longues; l'air, pénétrant jusqu'aux extrémités
» bronchiques, le mucus, plus fluide, est bientôt expectoré,
» et alors tout rentre dans l'ordre : le murmure vésiculaire
» reparaît là où il n'existait pas et la sonorité, redevient nor-
» male, l'air circulant librement.

» *Mais parfois la terminaison, au lieu d'être graduelle,*
» *est instantanée*, les râles bullaires ne se font pas entendre ;
» tout à coup cessent les râles vibrants et reparaît le mur-
» mure vésiculaire dans les points où il avait cessé d'exister.

» Cette terminaison brusque est due à l'expulsion du mu-
» cus, sans ramollissement préalable, de l'endroit où il faisait
» obstacle, soit qu'il soit expectoré, soit qu'il séjourne mo-
» mentanément dans une partie plus haute de l'arbre bron-
» chique où il cesse d'entraver le passage de l'air.

» Dans ce dernier cas, l'expectoration n'arrive plus que
» plus ou moins longtemps après la cessation de la dyspnée,
» fait qui n'a point échappé à M. Lefèvre, qui termine ainsi
» l'exposé d'un de ses accès d'asthme : *Je dois ajouter que*
» *le calme était revenu, que tous les râles avaient disparu,*
» *sans qu'il se fît d'expectoration; ce n'est que le lende-*
» *main que je rendis une petite quantité de crachats ver-*
» *micellés.* »

» Il en est du mucus dans l'asthme comme du calcul dans
» la colique néphrétique : quand cesse la colique, le calcul
» n'est pas nécessairement expulsé au dehors, il peut être
» seulement chassé dans une cavité plus spacieuse, où sa
» présence ne gêne plus le cours des urines.

» Cette obstruction, qui est la cause unique de la dyspnée,
» dure autant qu'elle, c'est-à-dire une demi-heure, un ou
» plusieurs jours, des semaines, des mois ou des années ; elle
» peut cesser complétement ou incomplétement, subir de
» temps à autre des augmentations, des diminutions, etc.,
» ce qui explique la cessation complète de l'asthme, ses
» exacerbations, ses diminutions. C'est ainsi que les vieil-
» lards voient leurs accès se rapprocher tellement qu'il en

» résulte une dyspnée presque continuelle, ce qui tient à ce
» que l'obstruction catarrhale des bronches, qui n'était d'a-
» bord qu'intermittente et passagère, devient continue et
» permanente. »

   » Quant à la matière pituiteuse qui se montre souvent au
» commencement de l'accès, liée à la présence des crachats
» muqueux denses et à la sensation irritante de corps étran-
» gers qu'ils déterminent, elle intervient ici au même titre
» que dans le cas où un corps étranger vient du dehors dans
» les voies aériennes, au même titre que le larmoiement que
» suscite un corps étranger dans l'œil ; cette sécrétion est,
» sans doute, un moyen que la nature emploie de concert
» avec la toux pour aider à la sortie du mucus bronchique
» qui s'accumule dans le tube laryngo-trachéal avant d'être
» expectoré.

   » En effet, ces liquides pituiteux sont produits dans la
» partie supérieure des voies respiratoires par les glandes
» mucipares de la trachée; car s'ils venaient des bronches,
» on entendrait alors dans la poitrine des râles muqueux qui
» n'existent pas. Leur expulsion ne soulage pas la dyspnée,
» et coïncide toujours avec une grande fréquence de la toux.

   » Le sifflement respiratoire que l'on entend à distance
» n'est autre chose que l'ensemble des râles vibrants qui exis-
» tent alors dans le tube laryngo-trachéal, et qui sont pro-
» duits par le mucus non fluide massé dans ce conduit ; le
» mucus qui reste dans la trachée y a été sécrété par suite
» d'un catarrhe trachéal coïncidant, ou bien il y a été trans-
» porté des rameaux bronchiques.

   » La cause nécessaire de l'asthme est un catarrhe bronchi-
» que à râles vibrants. Quant à ce catarrhe, il dépend primi-
» tivement, et dans la grande majorité des cas, d'un refroi-
» dissement; mais sa production est singulièrement favorisée
» par une disposition héréditaire ou une idiosyncrasie par-
» ticulière au sujet. Par suite de ces différentes circons-
» tances, la membrane muqueuse des bronches se trouve

» transformée en un organe de sécrétion, et la sécrétion du
» mucus obstruant s'opère ensuite sous l'influence des causes
» les plus diverses. Un changement d'air ou de climat, la res-
» piration de certaines poussières, des aliments ou des bois-
» sons de différentes natures, des fatigues physiques ou mo-
» rales, la suppression d'un exanthème, la rétrocession de la
» goutte, une dyspepsie, etc., etc , suffiront pour amener la
» sécrétion plus ou moins immédiate du mucus bronchique,
» ou autrement pour déterminer une attaque d'asthme. »

Telle est la doctrine de M. Beau, que j'ai cru devoir exposer dans son entier, à cause de sa simplicité séduisante et du
mérite de son auteur.

C'est une doctrine carrée, dont toutes les parties se tiennent ; cependant, comme celle de M. Louis, elle est plus spé-
cieuse que solide.

Certes, elle renferme un fond de vérités cliniques que personne ne nie et auquel, d'ailleurs, elle emprunte sa force
apparente ; mais en la faisant aussi exclusive, l'éminent observateur a dû, plus d'une fois, forcer les conséquences légitimes des faits et les torturer involontairement quand ils ne
se pliaient pas d'eux-mêmes à ses exigences tandis que,
d'autre part, il niait ou laissait dans l'ombre les faits inexplicables quand, de gré ou de force, il ne pouvait les faire entrer dans son cadre.

Qu'est-ce d'abord qu'un catarrhe bronchique intermittent,
qui dure une ou plusieurs heures, et qui peut être instanta-
nément suspendu par une cause morale ?

Le déplacement du mucus d'une bronche dans une autre
peut-il rendre suffisamment compte du phénomène ?

Avant l'expectoration du mucus, il y a une difficulté de
respirer qui revient par intervalles, qui est accompagnée d'une
respiration stertoreuse, avec sifflement (Cullen) ; comment
l'expliquer par le catarrhe ?

Pourquoi dire que le début de l'asthme n'est jamais instantané, quand cela a été vu par tous les observateurs sans parti

pris? pourquoi nier l'action spéciale de certaines odeurs, de certaines poussières, de certains lieux, de certaines conditions météorologiques enfin, les appeler bizarres et les écarter sous prétexte qu'ils ne prouvent rien ?

Pourquoi, chez les vieillards, supprimer l'action des muscles inspirateurs, afin de nier plus aisément chez eux la présence des spasmes et des névroses ?

Si l'asthme catarrhal est continu d'emblée, ce n'est plus un asthme, c'est une dyspnée symptomatique ; si d'intermittent il devient continu, c'est qu'il est compliqué d'une affection organique.

Tous les asthmatiques sont-ils donc catarrheux dans leurs accès et surtout avant la production du premier accès? Quel praticien oserait l'affirmer?

Un asthmatique dort tranquille dans sa chambre, dont la porte est ouverte ; cette porte se ferme, et immédiatement le paroxysme se déclare ; une pareille cause produit-elle un catarrhe, et ici, comme dans la plupart des phénomènes de l'asthme, ne faut-il pas faire intervenir l'action du système nerveux ?

L'influence des causes morales sur les sécrétions est incontestable ; les émotions tristes activent la sécrétion des larmes, la vue d'un mets délicieux active la sécrétion salivaire; les causes morales augmentent la sécrétion des bronches comme celle des larmes, comme celle des intestins. Rien de cela n'est impossible, mais rien de cela non plus ne saurait s'expliquer sans l'intervention du système nerveux ; et si les nerfs peuvent solliciter l'action de la muqueuse bronchique ou intestinale, ne peuvent-ils pas solliciter aussi la contraction des fibres musculaires qu'elles recouvrent?

Le froid, cette cause si fréquente de l'asthme, ne saurait-il produire quelquefois, *chez un sujet prédisposé*, les spasmes des bronches comme la main froide de l'accoucheur provoque les contractions d'un utérus inerte?

Une muqueuse bronchique trop susceptible, une peau trop impressionnable, ne seraient-elles pas suffisantes pour expliquer le phénomène?

Comment les idiosyncrasies et les dispositions héréditaires telles que la goutte, la dartre, la dyspepsie, vont-elles transformer la membrane muqueuse des bronches en organe de sécrétion? là membrane muqueuse ne sécrète-t-elle pas toujours? Mais elles peuvent produire autre chose de bien moins hypothétique, du moins pour la plupart, et si plusieurs de ces affections produisent des viscéralgies, des gastralgies, des cardialgies, ne peuvent-elles aussi produire des pneumalgies, dont les accès constituent les attaques de l'asthme?

Quoi qu'il en soit, *le mucus est produit et joue dans les conduits aériens le rôle de soupape, absolument comme les fausses membranes dans le croup, comme les corps étrangers qui pénètrent dans la trachée :* cela suffira-t-il pour produire les accidents de l'asthme?

Objections de M. Trousseau.

M. Trousseau me paraît avoir résumé avec force les principales objections que l'on peut faire à cette doctrine, et il s'appuie sur les propositions suivantes :

1° Dans le croup, où les productions pseudo-membraneuses ont envahi les bronches, et quoique l'obstacle à la circulation de l'air dans les poumons soit bien autrement grand dans ce cas que dans celui où le mucus obstrue les canaux bronchiques, les accès d'oppression ne ressemblent en rien aux accès d'asthme.

2° Chez certains individus, dont il cite l'exemple, l'accumulation des sécrétions dans les bronches ne produit qu'une dyspnée également fort différente des accès de suffocation qui caractérisent l'asthme.

3° Dans cette dernière affection, en admettant que les crachats muqueux et perlés soient la cause de la gêne de la respiration, l'invasion des accès dans l'asthme a lieu avec une rapidité qui ne permet pas d'admettre, comme cause mécanique, une sécrétion qui exige toujours un certain temps pour se produire. Lorsque l'on voit survenir un accès sous l'influence immédiate d'une émotion morale, par l'action de quelques grains de poussière, etc., etc., il n'est pas présumable que ces diverses causes, suffisantes pour éveiller la susceptibilité nerveuse du malade, le soient assez pour provoquer aussi promptement la sécrétion muqueuse.

4° Dans les cas où un catarrhe, parfois peu intense, s'accompagne d'accès d'asthme violents, il n'est pas rare de voir les mêmes sujets affectés d'une maladie beaucoup plus sérieuse des voies aériennes, ne plus rien offrir qui ressemble aux suffocations asthmatiques.

Tel fut, dit M. Trousseau, le cas d'un riche capitaliste torturé par d'épouvantables accès qui ne lui permettaient même pas d'approcher de son lit ; cette personne contracta une pneumonie très grave, pendant laquelle elle put parfaitement reposer sur le dos, affranchie de ces accidents qui, aujourd'hui même, disparaissent chaque fois qu'elle est atteinte de rhumes, toujours violents chez elle.

Les sécrétions bronchiques sont loin d'être constantes, et, chez ce malade, c'était avant l'accès que l'oppression se déclarait et qu'il rendait des crachats perlés, tandis que sa disparition s'accompagnait d'une expectoration franchement catarrhale.

On trouve souvent chez les asthmatiques, chez les emphysémateux, des râles muqueux ronflants et très sonores sans attaque d'asthme, ou lorsque l'attaque n'est point encore venue, ou bien quand elle est passée.

Il est des personnes qui dans le catarrhe sec aigu rendent par l'expectoration les crachats perlés avec une extrême difficulté et de grands efforts de toux, en n'éprouvant qu'une sensation de picotement ou de gêne qui ne rappelle en rien la dyspnée asthmatique.

Enfin, si le traitement du catarrhe est le plus souvent inefficace contre l'asthme, le traitement de celui-ci ne peut rien sur celui-là, et c'est par un étrange abus de raisonnement que l'on a pu dire et affirmer le contraire.

L'ASTHME EST UNE NÉVROSE.

Ainsi, ni le catarrhe de M. Beau, ni les affections du cœur de M. Rostan, ni l'emphysème de M. Louis, pas plus que les autres maladies à lésions fixes et permanentes que l'on rencontre avec l'asthme, ne peuvent rendre compte de l'asthme ni de ses phénomènes, que ce soit au point de vue étiologique, pathologique ou thérapeutique ; l'asthme est donc une névrose, et si l'on est tenté, dit encore M. Trousseau, de comparer cette affection à d'autres affections spasmodiques de l'appareil pulmonaire, la coqueluche se prête tout d'abord à cette analogie.

Parallèle de l'asthme et de la coqueluche.

« Un individu prend un catarrhe bronchique qui pendant
» sept à huit jours n'a d'autres caractères, en apparence, que
» ceux du catarrhe le plus simple ; puis surviennent des
» quintes convulsives que rien ne peut maîtriser ; elles revien-
» nent toutes les deux heures, toutes les heures, quelquefois
» elles sont plus rapprochées encore, elles durent à peine une
» minute et demie ; dans les intervalles, le malade n'éprouve
» rien que ce qu'on éprouve dans le rhume le plus ordinaire ;
» son expectoration ne présente rien de particulier ; vous
» avez donc affaire, dans ce cas, au catarrhe auquel s'est
» ajouté un élément nerveux qui caractérise la maladie de
» telle manière que si habituellement l'élément catarrhal
» existe, que si quelquefois il existe seul, dans d'autres cir-
» constances, rares il est vrai, l'élément spasmodique se
» montre et persiste à l'exclusion de l'autre. »

Les symptômes de l'asthme prouvent la névrose.

S'il fallait ajouter à cette démonstration déjà si frappante,
je dirais encore : Le besoin d'un air libre et frais que les
asthmatiques éprouvent si impérieusement, l'appréhension
instinctive qu'ils ressentent pour les appartements dont l'étage
est trop bas, les effets extraordinaires que produit sur eux
tout ce qui peut gêner ou irriter leur poitrine, la sensibilité
excessive et anormale de la membrane muqueuse des voies
aériennes, le soulagement que leur procure tout moyen qui
est capable de rétablir directement l'action normale du système nerveux du poumon, justifient pleinement ici l'idée de
la présence d'une névrose.

Analysant, maintenant, quelques-uns des symptômes généraux et locaux de l'asthme, je vois qu'ils appartiennent
tous ou presque tous aux affections nerveuses. Dégagé de
toute lésion concomitante, il est périodique, c'est la règle ;
il est précédé et accompagné d'accidents dyspeptiques divers,
principalement d'une sorte de sécrétion gazeuse dans l'estomac et même dans les intestins ; les urines sont abondantes, sans couleur ni odeur au début de la crise et quelquefois pendant sa durée, semblables aux urines des hystériques ;
la rémission arrive plus promptement et plus librement, si,
à l'irritation spasmodique, succède une irritation sécrétoire
qui devient une espèce de crise ; dans ce cas, les malades
toussent plus facilement ; il se fait une sécrétion visqueuse
qui semble rompre le spasme, et dès lors la rémission devient
plus considérable, au point que le sommeil est promptement
l'effet de ce changement.

Les causes agissent sur le système nerveux.

Il en est de même des causes ; presque toutes produisent
leur effet immédiat sur le système nerveux ; ce sont le plus

souvent les passions, les affections morales vives et profondes, la frayeur, la colère, un vif sentiment de honte et d'indigna·tion ; tels sont les faits consignés par Broussais, Bégin et Ferrus ; d'autres fois, c'est une exaltation, une aberration de la sensibilité qui se manifeste à l'occasion de faits spéciaux qui ne peuvent agir que sur le système nerveux au préalable ébranlé, et non-seulement ébranlé, mais singulièrement modifié et prédisposé, comme nous en avons donné des exemples au chapitre des causes : ainsi, l'un sera pris d'un accès en recevant l'impression de quelque odeur, de quelque vapeur particulière ; l'autre, lorsqu'on battra du riz dans son voisinage ou que l'on remuera de l'avoine ; celui-ci, lorsque l'on préparera de la poudre d'ipécacuanha dans une chambre voisine ; celui-là ne saurait être impunément privé de la lumière et de la libre circulation de l'air autour de lui. Parmi ces effets bizarres et curieux, il en est un peu observé en France, mais qui, en Angleterre, à cause de sa fréquence, a reçu une dénomination spéciale, et, sous le nom d'*asthma-hay*, forme une variété de l'asthme.

Quoi de plus surprenant que les phénomènes produits par l'asthma-hay, qui oblige certains membres du Parlement à se retirer à Brighton pendant la saison où l'on récolte les foins, qui fait sentir ses effets à la distance de plusieurs milles, qui résiste à tous les moyens thérapeutiques et cède à un changement de résidence, sinon l'observation qui va suivre et dont il me paraît difficile d'égaler l'étrangeté?

En 1860, dit M. Trousseau, M. Demarquay me présenta une dame de Rouen, âgée de 48 ans, d'une moralité tellement notoire qu'elle excluait tout soupçon de supercherie. On ne pouvait toucher cette dame du bout du doigt sans exciter à l'instant même chez elle un accès d'orthopnée effroyable, face injectée, veines turgescentes, suffocation imminente, et cette dame était mariée, et elle avait des enfants! Je la touchai sur sa robe avec une cuillère, pas d'accès ; je la touche sur la chair, à la main, et un accès terrible se déclare ;

au lit, cette impressionnabilité extraordinaire disparaissait, elle pouvait y recevoir les caresses de son mari et de ses enfants ; mais aussitôt qu'elle était levée, elle était forcée de les éloigner : femme d'un négociant, elle travaillait dans un cabinet vitré disposé *ad hoc*, où jamais personne ne pénétrait dans la crainte de la toucher ; elle ne communiquait avec ses employés et le public qu'à distance et par une ouverture qu'on y avait pratiquée.

Le traitement confirme l'existence de la névrose.

La nature du traitement et toutes les circonstances qui modifient ou suspendent les accès concourent également à confirmer la réalité de la névrose asthmatique : le fait de M. Bégin où l'accès fut suspendu à la suite d'une frayeur soudaine ; cet autre, dans lequel un asthmatique, au début de son accès, faisait allumer dans sa chambre cinq ou six lampes Carcel et se trouvait immédiatement soulagé ; cet autre encore, où le malade, se faisant mettre à cheval, et partant au grand trot contre le vent, calmait ainsi ses attaques d'asthme, ne sont-ils pas bizarres et exceptionnels, et ne prouvent-ils pas la nature essentiellement nerveuse de la maladie ?

Comme toutes les névroses, l'asthme cède souvent à des moyens très différents, suivant les individus, et ces moyens l'expérience seule, en certains cas, apprend aux malades et aux médecins quels ils peuvent être. En vain l'on dira que la plupart des agents dits antispasmodiques ne sont en réalité que des excitants ; que les pilules d'assa fœtida, de gomme ammoniaque, que l'on donne dans l'asthme pour faire cesser le spasme, facilitent tout simplement l'expectoration ; en vain, surtout, en dira-t-on autant des solanées vireuses, telles que la belladone et le datura, etc., etc. C'est par un abus étrange du raisonnement et de l'analyse, comme je l'ai dit une fois, que l'on parvient à donner aux médicaments les propriétés les plus opposées ; c'est en prenant dans la série de leurs phénomènes physiologiques celui qui convient le mieux à la théorie que l'on patrone, que l'on oublie leur mode d'action final, lequel seul est à considérer au point de vue de leurs effets physiologiques et curatifs vrais ; et quoi que l'on dise ou fasse, l'opium n'agira pas seulement en diminuant la sécrétion bronchique, comme il diminue la sécrétion urinaire et gastrique, l'opium agira surtout parce qu'il stupéfie le système nerveux, parce qu'aujourd'hui, comme au temps de Molière, il fait dormir et calme.

LA NÉVROSE PRODUIT LE SPASME DES BRONCHES.

On est donc en droit d'admettre que l'asthme est une affection nerveuse : de plus, les accès de dyspnée qui le caractérisent sont très probablement le résultat d'une contraction spasmodique des bronches, qui, en rétrécissant passagèrement le calibre de ces conduits, s'oppose à la libre circulation de l'air dans les poumons et cause tous les accidents.

Qu'est-ce qu'un spasme ?

Qu'est-ce qu'un spasme? Le spasme consiste dans la contraction involontaire et sans but fonctionnel des muscles.

Quand un muscle se contracte physiologiquement pour accomplir sa fonction, *il n'y a pas spasme;* quand les fibres musculaires de l'œsophage se contractent régulièrement de proche en proche, *et, par des mouvements bien coordonnés,* conduisent doucement le bol alimentaire dans l'estomac, *il n'y a pas spasme.* Le spasme existe quand le bol alimentaire, introduit dans le canal membraneux, est le jouet de contractions musculaires non synergiques; quand l'ordre de contraction des faisceaux fibrillaires est interverti, ou plutôt qu'il n'y a plus d'ordre et que le vomissement est imminent.

De même dans le poumon : si les mouvements divers qui président à l'acte de la respiration sont bien coordonnés; *si les muscles thoraciques seuls sont actifs dans l'inspiration, et que les muscles du poumon restent passifs; si le contraire a lieu dans l'expiration*, comme cela doit être dans l'état de santé, le spasme n'existe pas. *Mais si les muscles du poumon ne restent pas inactifs dans l'inspiration; si, sans but déterminé, ils opposent leurs efforts aux efforts des muscles thoraciques*, l'antagonisme éclate entre les deux puissances, il naît un obstacle et le spasme est produit; il faut que la colonne d'air nécessaire à l'hématose surpasse cet obstacle que des contractions *intempestives* opposent à son entrée dans les vésicules. La lutte, *lutte instinctive et folle*, sera d'autant plus vive et longue que l'obstacle sera plus prononcé, et l'accès d'asthme qui en résultera, sera proportionné à son intensité et à sa durée. (Trousseau, Leçons orales, février 1863.)

Le professeur de l'Hôtel-Dieu fait remarquer avec raison qu'ici la dyspnée *provient de l'obstacle que l'activité des muscles bronchiques oppose à l'entrée de l'air dans les cellules pulmonaires*, tandis que dans l'emphysème *elle est produite par l'obstacle que ces cellules, dilatées et privées d'élasticité de retour, opposent à sa sortie;* d'où il conclut, une fois de plus, à une différence radicale d'origine et de nature entre les deux affections.

Origine de la théorie du spasme.

La théorie du spasme, imaginée par Van Helmont et par Willis, soutenue avec une grande force par Cullen, a été admise par Reisseissen, Laënnec et Cruvelhier; mais c'est M. Lefèvre qui, dans son Mémoire couronné par la Société de médecine de Bordeaux, l'a popularisée et fait passer, d'une manière, j'oserai dire définitive, dans le domaine de la science : à l'appui de cette idée, il invoque le sentiment de resserrement de la poitrine que les asthmatiques éprouvent pendant l'accès; le début souvent brusque de cet accès, sa cessation subite, sans expectoration dans quelques cas; la faculté d'alterner avec d'autres affections spasmodiques, le mode d'action des causes déterminantes, les substances irritantes portées soit directement sur les bronches (certaines poussières, etc.), soit indirectement par les voies digestives, telles que les boissons alcooliques, qui vont irriter la muqueuse des bronches.

Les crachats en forme de vermicelle que les asthmatiques expectorent assez souvent à la fin de l'accès, et que M. Beau invoque à l'appui de sa théorie, n'ébranlent pas la conviction de M. Lefèvre : loin de là, la couleur noire des crachats, leur forme cylindrique, leur consistance indiquent que ces crachats ont été retenus dans les petites bronches, et, par conséquent indiquent la contraction spasmodique de ces bronches.

M. Trousseau a adopté l'idée du spasme et l'a consolidée en insistant avec plus de force encore sur quelques-unes de ces considérations fondamentales.

Les travaux de Reisseissen, dit-il, que sont venus confirmer d'autres plus récents, en particulier ceux de M. Gratiolet, ont démontré l'existence d'un appareil musculeux dans les rameaux d'un diamètre inférieur à celui des bronches, où les cerceaux cartilagineux cessent d'être visibles. De quel droit refuserait-on à ces conduits musculaires d'être le siége de spasmes, quand on en admet la possibilité dans d'autres organes ayant une même structure anatomique? De quel droit nierait-on ces spasmes bronchiques, lorsque personne ne conteste les spasmes vésicaux intestinaux, les spasmes de l'estomac, les spasmes de l'urètre?

C'est bien là, effectivement, que siége l'obstacle, car pendant l'accès, en dépit des efforts violents des muscles inspirateurs, l'absence du murmure respiratoire prouve que l'air n'arrive pas aux vésicules pulmonaires, et, cependant, il peut arriver librement dans la trachée; ce qui s'oppose à l'introduction de l'air est un obstacle placé dans les tuyaux bron-

chiques et non à l'orifice du larynx ; or, cet obstacle n'est
pas produit par les sécrétions morbides, comme cela a été
démontré ; il est donc le fait d'une contraction spasmodique
des bronches elles-mêmes.

Théorie de M. Lefèvre.

Le spasme admis, il a fallu en déterminer la nature ; est-il
primitif ou secondaire, essentiel ou inflammatoire? M. Lefèvre, dans son beau Mémoire, adopte les idées de Bégin,
Laënnec et Bricheteau ; il le regarde comme secondaire et
produit par l'irritation de la membrane muqueuse des
bronches.

« Il est démontré, dit-il, que l'asthme est une affection des
» bronches, produite par des causes qui réagissent sur leur
» membrane muqueuse, et qui déterminent secondairement
» leur contraction spasmodique. Nous avons, maintenant, à
» nous expliquer sur la nature de cette irritation ; est-elle
» inflammatoire, est-elle nerveuse, doit-on lui conserver la
» dénomination de névrose qui lui est donnée par un grand
» nombre de médecins? Nous n'y voyons pas d'inconvénient,
» mais avant tout il convient de s'entendre sur la nature des
» mots.

» En conservant cette dernière dénomination, voici com-
» ment nous en donnons l'explication : dans la membrane
» muqueuse des bronches, comme dans tous les autres
» tissus, la puissance nerveuse et le sang s'influencent réci-
» proquement ; mais aussi le tissu nerveux, sentinelle vigi-
» lante de la vie, est le premier impressionné par les agents
» extérieurs ; c'est la modification qu'il éprouve par suite de
» cette action qui constitue la névrose, et nous croyons qu'il
» n'est pas déraisonnable d'admettre qu'il peut y avoir un
» changement matériel dont la fugacité soit telle, qu'il n'en
» reste rien après la mort : mais si cette modification est
» souvent renouvelée, ce changement devient stable, et il

» constitue ce que l'on désigne sous le nom d'inflammation
» aiguë ou chronique, selon son intensité. »

Réfutation de M. Théry.

« Mais en réalité, dit M. Théry, qu'est-ce qu'une inflamma-
» tion produite par des agents extérieurs, et qui, pour se déve-
» lopper, a besoin d'une névrose? Une névrose ne traîne pas
» toujours une névrose à sa suite ; si l'inflammation est né-
» cessaire, elle existe dès le début de la maladie ; si l'asthme
» peut se produire sans elle, alors la bronchite et le catarrhe
» sont des effets qu'il faut rayer de la liste des causes pre-
» mières. »

Cette démonstration de M. Théry me semble sans réplique : « Ce médecin ne nie pas la grande fréquence de l'irri-
» tation de la muqueuse pulmonaire dans les paroxysmes
» de l'asthme ; mais cette irritation, au lieu d'être la cause,
» ne peut-elle, avec plus de raison, être considérée comme
» l'effet de la névrose? Si, d'un côté, les bronchites les plus
» intenses, les pneumonies les plus graves sont impropres à
» elles seules à engendrer la névrose ; de l'autre, ne voit-on
» pas tous les jours, dans les affections des nerfs de la face,
» la peau se colorer, les muqueuses s'injecter, la sécrétion
» des diverses glandes s'augmenter rapidement? Pourquoi
» refuser de pareils effets à la muqueuse aérienne? La bron-
» chite est bien facile à reconnaître ; or, on ne la trouve plus
» dans les intervalles des accès. Cette intermittence ne dé-
» montre-t-elle pas une altération des nerfs, l'influence des
» causes morales n'est-elle point encore une cause sans ré-
» plique? Ces irritations fatiguent, il est vrai, cette mem-
» brane, et peuvent être en partie le principe de quelques
» catarrhes chez les asthmatiques ; mais la névrose asthma-
» tique est indépendante de l'irritation de la muqueuse
» bronchique. »

SIÉGE DE LA NÉVROSE.

La névrose de l'asthme étant bien établie, on a voulu lui marquer son siége dans l'économie. Georget l'a placé dans le cerveau ; Dupuytren, dans les pneumo-gastriques et les nerfs pulmonaires. Ces deux opinions, trop exclusives, se réfutent l'une par l'autre.

La physiologie expérimentale, les expériences de Legallois, Provençal, Magendie, de M. Flourens, etc., etc.; celles de Bichat, Legallois et Dupuytren ont prouvé que la compression et la ligature des nerfs de la huitième paire produisaient constamment la convulsion des muscles de la respiration, en même temps que l'engorgement pulmonaire sanguin et la coloration du sang en noir dans les artères ; d'un autre côté, M. Longet a prouvé que la sensibilité tactile des bronches est tellement due à la huitième paire et au nerf spinal, que si l'on vient à le couper sur un chien, à l'instant même les excitants les plus énergiques portés dans l'arbre bronchique ne provoquent plus ni douleur ni toux : le besoin d'inspirer et d'expirer persiste néanmoins après la section de ces nerfs ; donc ils ne sont point les agents ni les conducteurs de ce besoin essentiel de l'économie ; aussi M. Longet a-t-il cherché plus haut, et il pense devoir le rapporter à une partie circonscrite de l'axe cérébro-spinal, qui semblerait être à la hauteur du bulbe rachidien, au niveau de l'insertion de la huitième paire de nerfs.

Les belles expériences de Legallois ont, en effet, prouvé que si l'on vient à intéresser ces parties, on paralyse immédiatement tous les muscles de la respiration ; il est donc certain que diverses lésions du système nerveux central, ou que des affections diverses de la huitième paire, pourront être accompagnés de troubles dans la sensibilité tactile des bronches ou de certaines modifications dans le besoin de respirer.

A la vérité, dans l'asthme rien n'a établi une lésion quelconque des nerfs. Mais les expériences dont je parle tendent, au moins, à faire placer dans le système nerveux le point de départ de l'affection asthmatique.

D'après l'ensemble des expériences, la névrose peut siéger dans les extrémités des nerfs, dans leur continuité ou dans leurs ganglions, comme elle peut résider dans l'encéphale et le bulbe rachidien ; néanmoins, les nerfs propres du poumon et ceux d'où émanent la sensibilité et la mobilité des viscères abdominaux paraissent plus particulièrement le siége de l'asthme ; quant à moi, sans vouloir déterminer d'une manière précise le *point* que peut occuper une *lésion insaisissable*, je pense que si le système nerveux est *modifié*, c'est dans les parties de ce système qui président à l'acte respiratoire, sans en exclure aucune, chacune d'elles devant contribuer, pour la part qui lui est dévolue en raison de ses fonctions, à produire les phénomènes si complexes de l'asthme.

« De ce qu'il n'est pas possible de localiser cette né-
» vrose et de ce qu'à l'autopsie on ne trouve pas de lésion
» nerveuse appréciable, il n'y en a pas moins, comme le dit
» M. Trousseau, une modification dans l'état des tissus, soit
» que cette modification existe dans l'axe cérébro-spinal,
» soit qu'elle ait son siége primitif dans l'appareil respira-
»~ toire, modification qui peut-être n'en altère pas la texture
» plus qu'une surcharge électrique n'altère le verre et le
» métal d'une bouteille de Leyde. »

Malgré les scrupules de mon savant ami le docteur Dulcos, de Tours, et sa défiance, si légitime qu'elle soit, des névroses dont le nom, dit-il, n'est souvent *qu'une étiquette qui recouvre et qui cache notre ignorance*, j'admets donc, comme M. Trousseau, la nature nerveuse de l'asthme.

De plus, comme, si peu nombreux qu'ils soient, il existe des faits où les autopsies n'ont révélé aucune lésion capable de produire l'asthme, comme il en existe d'autres où l'asthme a guéri par les ressources de la nature, par l'arrivée d'une maladie accidentelle, par un traitement dirigé contre lui seul, et non pas contre une affection concomitante, je dirai qu'il est idiopathique, essentiel.

Mais ici je touche à une question où, de guerre lasse, les adversaires se sont séparés sans jamais dire leur dernier mot : les uns, regardant la recherche des causes *premières* comme impossible, ou, tout au moins, comme inutile, se sont arrêtés à la connaissance des causes secondes, aux symptômes, à la lésion matérielle appréciable ; d'autres ont été plus loin, et, comme les anciens, se sont fourvoyés dans des explications chimériques, parce que la science et la philosophie de leur époque n'étaient pas en état de leur fournir le fil d'Ariane, au moyen duquel ils pouvaient se guider dans le champ de leurs spéculations.

Mais si, grâce aux progrès de la science moderne, la médecine est à jamais sortie de l'impasse à laquelle l'avaient acculée les errements stériles du dogmatisme et de l'empirisme ; s'il est indispensable, aujourd'hui, de connaître, à l'aide de l'observation directe et répétée, les altérations anatomiques qui accompagnent les maladies, il est tout aussi indispensable de connaître leur nature et le caractère spécial, essentiel qu'elles peuvent offrir, parce que cette connaissance seule permet de les combattre par une thérapeutique rationnelle et féconde, et qu'elle seule empêche l'art de tourner dans un cercle vicieux déplorable, et de retourner en arrière, c'est-à-dire à l'empirisme ou au dogmatisme purs.

Je le dis avec conviction, M. le professeur Trousseau, en osant considérer l'asthme sous ce point de vue inaccoutumé, a fait faire un pas immense à la solution définitive de cette question obscure et controversée.

Ce sera son honneur d'avoir appelé l'attention des médecins sur le rôle considérable et probablement unique, que jouent les diathèses dans l'étiologie de l'asthme, et d'avoir ainsi fait rentrer son étude dans la voie de la tradition hippocratique. Sans doute, M. Trousseau n'a point créé cette doctrine ; *personne ne crée une doctrine,* on l'a dit avec raison ; mais il appartenait à l'illustre auteur des *spécificités morbides* de réunir et de vivifier les matériaux épars, d'en poser les bases, de la faire sienne et de la populariser par l'éclat de son enseignement.

NATURE DE LA NÉVROSE.

La diathèse, devant jouer ici le rôle principal, il est bon, dès ce moment, de s'entendre sur le mot et sur la chose ; je vais donc poser d'abord les principes de pathologie générale qui doivent me guider dans la discussion ; j'établirai ensuite la concordance qui existe entre la manière d'être des diathèses principales dans l'asthme et les rapports vrais que l'on doit tirer de leur coexistence fréquente dans cette maladie.

Qu'entend-on par diathèse ?

« Lorsqu'on voit, dit excellemment M. Racle (thèse de » concours, 1857), chez un enfant ou chez un jeune homme » se développer les accidents de la scrofule, on peut tout » d'abord présumer qu'il s'agit d'une affection temporaire, » dont la cause sera épuisée après ces manifestations, et ne » laissera plus de traces dans l'économie ; mais si, après ces » accidents de début, d'autres lésions se produisent, ou bien » si après une guérison apparente et d'une durée plus ou » moins longue, on voit le mal éclater de nouveau, soit sous » sa première forme, soit sous une forme nouvelle, on est » forcément amené à penser que le patient est sous l'in- » fluence d'une cause morbide, qui peut avoir des moments » de repos ou de sommeil, mais qui n'en est pas moins pré- » sente et permanente dans l'économie. Cette cause, quelles » que soient d'ailleurs sa nature et la manière dont on peut » la considérer, est ce que l'on a désigné sous le nom de » *diathèse.*

» Quand on voit chez un goutteux les manifestations les

» plus diverses par leur siége et leur nature, douleurs articu-
» laires, tophus, gravelles, douleurs viscérales, s'amender
» ou disparaître sous l'influence d'un seul traitement, il
» devient évident que ces mêmes accidents procédaient
» tous d'une cause commune, d'un principe qu'on ne peut ni
» voir ni apprécier, mais dont l'existence est incontestable. »

Ainsi de quelques autres états morbides généraux de l'économie, et notamment des névropathies et de la tuberculose,
dont nous allons aussi nous occuper tout à l'heure.

« D'après ce qui précède, une diathèse est donc, d'une ma-
» nière générale, cette disposition, souvent héréditaire, in-
» connue dans son essence, qui fait apparaître chez un même
» individu des lésions plus ou moins nombreuses, simulta-
» nées ou successives, en général de la même nature, et dont
» les manifestations, quels que soient leur sujet et leur appa-
» rence, réclament presque toujours le même traitement.

» La diathèse, enfin, ne consiste pas seulement, comme
» celle d'Hippocrate et de Galien, en un *état*, en une aptitude
» particulière de l'économie à produire certaines affections ;
» elle peut être aussi considérée comme une *force*, puis-
» qu'elle est capable par elle-même, et sans cause occasion-
» nelle appréciable, de déterminer des lésions et des affections
» spontanées. »

Telle est l'idée que l'on se fait généralement aujourd'hui
des diathèses, et la définition qu'en a donnée M. Chomel,
quoique modifiée dans sa forme par plusieurs auteurs, est
encore celle qui répond le mieux aux idées acceptées et pro-
fessées à notre époque.

« La diathèse, dit M. Chomel, est une disposition en vertu
» de laquelle plusieurs organes ou plusieurs points de l'éco-
» nomie sont à la fois ou successivement le siége d'affections
» spontanées dans leur développement, et identiques dans
» leur nature, lors même qu'elles se présentent sous des appa-
» rences diverses. »

Cette définition implique l'identité de traitement pour les

caractères divers qu'affectent les diathèses; ces caractères sont *des maladies générales*, puisque, si l'on a la patience ou le discernement de pénétrer jusqu'à leur véritable point de départ, on reconnaît, *quelque locales qu'elles semblent au premier abord*, qu'elles ont pour cause *une altération de la constitution générale de l'organisme* ou des *habitudes hygiéniques vicieuses*; elles sont des maladies *chroniques*, puisque les cause qui les produit est permanente; que si cette cause sommeille et les laisse s'éteindre, elle peut se réveiller spontanément, accidentellement, et reproduire la maladie dans ce même organe ou dans un autre, sous la même forme ou sous une forme différente, et durer autant que la vie; elles sont des maladies héréditaires surtout, dont les manifestations peuvent être presque toujours prévues à l'avance, dont il est possible d'ajourner ou même d'éviter tout à fait les explosions, mais dont le germe ne se laisse jamais détruire et se retrouvera certainement dans les générations suivantes; telles sont, en particulier, les manifestations diathésiques de la scrofule, de l'herpétisme, de l'arthritis et de cet état général que l'on appelle diathèse *nervique ou névrosique*.

L'ASTHME EST L'EXPRESSION SYMPTOMATIQUE
D'UNE DIADHÈSE.

Pour établir la vérité de cette proposition, il suffira de prouver que les caractères principaux des maladies générales s'appliquent à l'asthme aussi bien qu'aux affections générales les moins contestées. Ces caractères principaux sont : 1° la spontanéité; 2° la chronicité; 3° l'hérédité; 4° l'identité de nature entre leurs symptômes, laquelle implique l'identité du traitement à leur opposer, quels que soient leur siége et leur apparence. Nous allons les examiner succinctement et à tour de rôle.

L'asthme est une maladie spontanée.

En parlant de son étiologie, j'ai montré l'asthme survenant *spontanément*, c'est-à-dire sans cause occasionnelle appréciable, sans être lié à aucune lésion organique susceptible d'être démontrée.

On l'a vu se produire sous l'influence d'une cause déterminée, saisissable; mais alors la cause était hors de proportion avec l'effet produit, et cette cause acquérait aussitôt une violence extrême (poussière d'avoine, etc., etc.).

On a vu que les lésions organiques ne jouaient qu'un rôle secondaire dans la production des phénomènes de l'asthme; que les effets n'étaient pas en proportion avec la cause (bronchite), et qu'une cause plus puissante (pneumonie) agirait en vain si elle ne trouvait pas l'économie dans les conditions nécessaires à l'évolution des accidents asthmatiques.

On a vu encore que le concours du système nerveux était nécessaire à la production de ces phénomènes, mais à la condition expresse d'être dans *un état spécial* que la plupart des auteurs ont, de leur propre aveu, mal connu jusqu'à ce jour.

On sait, enfin, que Broussais lui-même a proclamé qu'il pouvait exister *une prédisposition générale*, par laquelle les causes susceptibles de produire de la dyspnée chez les uns, provoquaient chez les autres les accidents particuliers qui caractérisent l'asthme.

Or, cette prédisposition générale de Broussais, *cet état spécial du système nerveux* qui *réagit* sur le système nerveux pulmonaire, *donne naissance à l'asthme spontané*, et vient *en aide* aux causes accidentelles, etc.; c'est, pour moi, le signe premier de la maladie générale préexistante. *La maladie apparaît d'elle-même, donc elle est une force* comme

la diathèse et, comme elle, elle doit prendre ses racines
dans les profondeurs intimes de l'économie.

L'asthme est une maladie chronique.

L'occasion s'est déjà présentée ici de m'expliquer sur la
formation de l'asthme périodique sous l'influence des causes
extérieures : je m'autoriserai, pour ce qu'il me reste à dire
à ce sujet, des paroles d'un hydrologue distingué, et, par
conséquent, expert en maladies chroniques :

« Comment se forme une maladie chronique? dit M. Du-
» rand-Fardel. Sous l'influence de causes ou toutes for-
» tuites et accidentelles de celles qui font les maladies ai-
» guës, ou sous l'influence de causes habituelles et répétées,
» presque toujours afférentes à la matière de l'hygiène, une
» fonction ou un tissu vient à s'altérer ou dans sa modalité
» ou dans sa texture.

» Si l'organisme est sain et que la circonstance étiologi-
» que vienne à être écartée, les choses ne tarderont pas à
» rentrer dans l'ordre, et la médecine n'aura eu à interve-
» nir que pour la forme ; mais si l'organisme n'est pas sain,
» c'est-à-dire s'il est le siége d'une diathèse ou d'une cons-
» titution déterminée, et les circonstances que nous sup-
» posons se combinent souvent ensemble, si les causes mor-
» bides extérieures persistent (vices dans l'atmosphère, dans
» l'alimentation, troubles affectifs, etc.), alors la maladie
» chronique s'installe, se fait un siége, acquiert en quelque
» sorte droit de domicile dans l'organisme qu'elle en affecte
» principalement les éléments histologiques, comme dans
» les cancers ou les fonctions assimilatrices, comme dans la
» scrofule, dans la goutte ou les éléments dynamiques,
» comme dans le rhumatisme et dans les névropathies.

» Ainsi, un individu sain s'expose à un refroidissement
» intense, en se couchant sur le sol ou dans un appartement

» humide ; la maladie, quelque degré d'intensité qu'elle
» présente, ne passera pas à l'état chronique.

, » Mais elle passera presque sûrement à l'état chronique
» si cet individu était scrofuleux ou s'il présentait cette
» constitution mixte d'anémie et de névropathie, qui est si
» éminemment favorable au rhumatisme ; elle passera en-
» core, presque sûrement à l'état chronique si cette faute
» hygiénique est répétée et surtout devient habituelle.

» Il en sera de même d'une bronchite, survenue sous l'in-
» fluence d'un refroidissement, car les causes accidentelles
» des maladies varient peu ; ce ne sera qu'une maladie aiguë
» ou passagère, si l'individu était sain, et s'il ne s'expose
» pas de nouveau au refroidissement. Dans le cas contraire,
» la bronchite devient chronique ; elle devient ou un ca-
» tarrhe ou un asthme, si l'individu se trouvait lui-même
» sous l'empire d'une diathèse ou d'une constitution scro-
» fuleuse ou lymphatique, rhumatismale ou herpétique. »
(*Union médicale*, janvier 1863.)

Pour M. Durand-Fardel, on le voit, la question ne paraît
pas douteuse : l'asthme est bien une maladie chronique dont
l'explosion spontanée ou sollicitée par des causes accidentelles se fait sous l'influence d'une diathèse. Mais son opinion
est-elle l'expression exacte de la vérité ?

Remarquons d'abord, comme l'a dit M. le Dr Belloc, en
parlant de l'aliénation mentale, que le public ne s'y trompe
pas : dans son langage expressif, il exprime admirablement
et clairement la différence qui existe entre les maladies aiguës
et les maladies chroniques.

« Quand un malade est frappé plusieurs fois, à des distances
plus ou moins considérables, d'une affection aiguë, d'une
fluxion de poitrine, par exemple, il dit j'ai eu *une*, *deux* ou
trois fluxions de poitrine ; mais si, au contraire, c'est d'une
affection chronique, de cancer, d'eczéma, de goutte ou
d'asthme, il ne compte plus ; il dit, *mon* cancer a reparu,
mon eczéma est revenu, j'ai eu *ma* goutte et j'ai eu *mon*

asthme, *son* asthme qui ne le quitte pas, qu'il croyait guéri, *mais qui, en réalité, sommeillait en lui, et qui périodiquement reparaît toujours le même.* »

La maladie aiguë est la maladie de tout le monde, celle du premier venu aussi bien que la sienne, *elle est de cause externe et frappe les populations. La maladie chronique est individuelle*, a dit M. Pidoux, aussi l'asthme *n'est-il jamais épidémique.*

En revanche, comme il a sa raison d'être dans les profondeurs intimes de l'organisme, il peut résulter de *répercussions* et de *métastases*, en prenant ces mots dans leur acception vraiment scientifique ; c'est par ce motif aussi qu'il est héréditaire.

L'asthme, enfin, comme les maladies chroniques, *tue* quelquefois *par cachexie*, et à la période ultime, chose inexplicable par l'hypothèse d'une altération organique locale, on voit assez souvent diminuer les paroxysmes à mesure que la maladie progresse et conduit lentement l'asthmatique au tombeau. L'asthme, se comportant en tout comme les autres maladies chroniques, est donc bien vraiment lui-même une maladie chronique, ou *totius substantiæ*, ce que la suite de ce travail, je l'espère du moins, prouvera par surcroît.

L'asthme est une maladie héréditaire.

Le fait de l'hérédité dans l'asthme est si évident, que tous les auteurs se sont accordés à le regarder comme prouvé ; quelques-uns seulement ont fait quelques réserves relativement à sa fréquence.

Le père de M. Lefèvre était asthmatique depuis quarante ans, et lui-même avait des hémorrhoïdes en même temps que son asthme ; Floyer a vu dans une famille le grand-père, ses petits-fils (et non ses fils) être asthmatiques ; celui qu'il soignait mourut étique pendant l'hiver ; il avait des tubercules dans le poumon et un petit squirrhe sur la face externe de cet organe.

Alibert a connu des frères qui, tous, étaient successivement atteints dès qu'ils avaient quarante ans. M. Théry a soigné pendant un an une femme âgée de vingt-deux ans, présentant depuis ses couches *cet assemblage bizarre que Sandras a nommé l'état nerveux ;* au bout de ce temps, l'asthme s'est déclaré ; or, son père était asthmatique dès sa plus tendre jeunesse. « Voici, dit encore M. Théry, une série de faits » empruntés à Ramadge : Un enfant, issu de parents non » asthmatiques, s'expose au froid et contracte un asthme » chronique ; les accès perdent de leur intensité vers l'é- » poque de la puberté ; il se marie, se soumet à un régime » sévère et voit son état s'améliorer d'une manière très sen- » sible. Il a trois garçons et quatre filles ; trois de ces der- » nières subissent la loi de l'hérédité. Une d'entre elles a » plusieurs filles dont la plus jeune, qui ne se marie pas, » hérite de la maladie de sa mère. L'aînée épouse un jeune » homme qui n'a, comme elle, aucun accès : ils ont six en- » fants, le quatrième devient asthmatique, et son affection » présente la plus grande analogie avec celle de sa grand'- » mère. »

L'histoire de cette filiation de l'asthme est aussi intéres- sante qu'instructive, mais elle n'est pas complète. Cette fa- mille vivait certainement sous l'influence d'un état diathési- que, et l'on n'en fait nulle mention. Les parents de l'enfant asthmatique ne l'étaient pas ; qu'étaient-ils ? De ces enfants, les uns étaient asthmatiques, les autres ne l'étaient pas ; ces derniers n'ont-ils jamais manifesté d'affection diathésique ? Comment, d'ailleurs, sans la diathèse, comprendre que la maladie puisse se transmettre d'une génération à une autre, la génération intermédiaire restant *indemne ?*

L'exemple de Floyer, asthmatique dès son enfance, et dont les fils ne le furent pas, quoique leur naissance fût posté- rieure à l'asthme de leur père, n'est pas plus concluant. Nous ignorons les antécédents de Floyer, et Floyer ne nous dit pas si ses enfants ont été frappés de maladie diathésique.

C'est une chose signalée depuis longtemps, que l'hérédité est d'autant plus empreinte chez les enfants que l'asthme des parents a été plus exempt de complications organiques. Une affection du cœur, par exemple, peut se transmettre sans que l'asthme du père passe à l'enfant ; cela prouve une fois encore l'indépendance des deux maladies et, de plus, que la cause de l'hérédité dans l'asthme n'est pas celle qui préside à la transmission héréditaire des lésions organiques et des vices de conformation qui sont compatibles avec l'état de santé le plus florissant ; ce n'est pas non plus dans le système nerveux qu'il faut aller chercher le cachet de l'hérédité, c'est dans la diathèse. La diathèse se retrouve partout chez l'asthmatique, comme nous l'avons vu dans les exemples d'asthme héréditaire que nous avons cités. On pourrait multiplier ces exemples à l'infini pour les diathèses herpétique, arthritique, scrofuleuse et nervique.

Si Louis l'a rencontrée dix-huit fois sur vingt-quatre, alors que pour lui l'emphysème pulmonaire, seulement, constituait l'asthme, combien ne l'eût-il pas rencontrée plus fréquemment encore, s'il eût pressenti l'asthme héréditaire sous les alternances diverses des diathèses, se manifestant tantôt par de la goutte, de la gravelle, des hémorrhoïdes, des migraines, tantôt par des lésions cutanées variées : l'hérédité s'explique tout naturellement par l'admission d'un état général de l'économie, comme l'indique fort bien le savant professeur de l'Université de Louvain.

Dans quelques cas, cependant, cas que l'observation rendra d'autant plus rares que les recherches des cliniciens se dirigeront davantage du côté des antécédents du malade et de sa famille, l'asthme ne sera pas héréditaire sans cesser pour cela d'être lié à l'existence d'une diathèse. Une diathèse, en effet, peut s'acquérir ou plutôt se développer pour ainsi dire de toutes pièces ; « il lui faut pour cela, comme l'a

» dit M. Durand-Fardel, rencontrer certaines conditions de
» constitution, telle ou telle prédominance organique, origi-
» nelle ou acquise, aidées de causes habituelles et répétées;
» qui finissent, en persistant, par rendre la maladie chronique
» et générale, en imprimant aux fonctions de ces tissus une
» modalité vicieuse permanente; » dès lors, la diathése est
faite, l'asthme produit dans ces circonstances est, comme le
précédent, une affection diathésique, et il pourra, comme
lui, se transmettre par l'hérédité.

L'hérédité, en effet, implique nécessairement l'idée de
maladie générale, de diathèse. Comment, sans cela, comprendre ce fait, dont chaque jour on est témoin, d'un père
actuellement exempt de tout indice d'asthme, qui même,
bien qu'étant issu d'un père asthmatique, n'a jamais subi la
moindre attaque d'asthme, et donnant, néanmoins, naissance
à un fils asthmatique? Il faut bien admettre, alors, de deux
choses l'une : ou bien que l'aïeul portait en lui-même une
maladie, un levain, un vice, c'est tout un quant au principe, qu'il a déposé dans son fils, et qui n'a pas trouvé chez
lui l'occasion de se développer, ce qui est très concevable; ou
bien que la maladie a sauté de l'aïeul au petit-fils, sans le
toucher, ce qui n'est pas admissible (Belloc).

Dans l'asthme périodique, l'intervalle des crises où le malade recouvre, en apparence, l'intégrité de la santé, rappelle
le sommeil de la diathèse, comme la crise indique son activité; sous l'influence d'une hygiène bien entendue, elle peut
sommeiller toute sa vie et se réveiller à la génération suivante; mais une affection *locale* ne saurait produire ces
résultats, lesquels sont le propre des maladies constitutionnelles : donc, l'asthme n'est point une affection pulmonaire
locale, c'est une affection générale qui, par moment, se loca-
lise dans le poumon; l'asthme, en un mot, est une manifestation diathésique.

Identité de nature entre les symptômes de l'asthme et les troubles fonctionnels divers que produisent certaines diathèses.

J'ai lu, dans la thèse d'un élève de M. Beau, les lignes suivantes : « Dire que le vice herpétique est une des causes » occasionnelles de l'asthme, que la disparition d'un prurigo » a amené un accès d'asthme, je l'admets ; une simple mé- » tastase explique le fait ; il en est de même de ces ménin- » gites qui surviennent, chez les enfants, à la suite d'un » eczéma du cuir chevelu, de ces pneumonies qui survien- » nent après la répercussion de la rougeole et de la variole.

» Mais que l'asthme soit sous l'influence d'une même » diathèse que l'herpès, la goutte, le rhumatisme, qu'il soit » une autre manifestation d'une seule et même maladie, ja- » mais ; trop de caractères séparent ces espèces morbides. » (1859.)

Je répondrai à M. Talbert qu'il n'y a nulle ressemblance entre les accidents *fébriles*, *aigus*, quelquefois foudroyants qu'il met sur le compte de la métastase et de l'asthme. L'asthme est une affection essentiellement apyrétique et chronique ; la métastase, que je comprends comme M. Bellos, ne peut signifier qu'une chose, *répullulation*, en vertu d'une cause générale, ou bien ce mot me paraît, comme à lui, oiseux et vide de sens. Cette cause peut frapper les tissus et troubler les fonctions, mais la différence des manifestations ne suffit pas à faire rejeter l'identité de leur nature.

« En effet, les éléments d'une diathèse ne sont pas semblables dans leur aspect, leur marche, leur résultat, aux mêmes éléments considérés dans des maladies purement locales. Dans les affections locales, la lésion vit et meurt sur place, si l'on veut bien me permettre cette expression ; elle y subit tous ses développements, elle arrive à sa fin la plus complète ; elle ne tend point à se déplacer, à se transformer, elle n'est point révulsée par une cause générale qui la domine ; enfin, elle est elle-même, autant que possible, dans les maladies. Dans l'asthme, au contraire, l'organe affecté ne l'est pas pour son propre compte, l'affection est dominée par une cause d'ensemble qui, tantôt lui imprime un mouvement exagéré, et tantôt semble l'abandonner ; il y a dans sa marche des alternatives brusques, incompréhensibles ; c'est ainsi qu'avec une mobilité singulière elle alterne avec d'autres manifestations diathésiques (fluxions rhumatismales, gravelle, goutte, névropathies), qu'elle est révulsée par eux, et que même elle avorte brusquement sous l'influence d'une cause morale, pour reparaître ensuite dès que cette influence est épuisée. » (Racle, *loc. cit.*)

« A côté des manifestations *matérielles* des diathèses, il en est de nombreuses qui sont simplement *fonctionnelles*. Beaucoup de médecins sont portés à croire que l'épilepsie, la folie même, ne sont que des *formes* de la scrofule ; on peut rapporter à certaines diathèses, telles que la dartre et l'arthritis, les *névralgies*, les *spasmes*, les *mouvements* convulsifs qu'on observe chez quelques individus. Si ces diathèses produisent des *entéralgies*, des *cardialgies*, des *viscéralgies*, des *gastralgies*, pourquoi ne produiraient-elles pas des névroses pulmonaires, des *pneumalgies*, si l'on veut (mot nouveau peut-être que j'ai déjà prononcé, mais qui, pour exprimer une chose ancienne, n'en est ni plus barbare, ni moins euphonique pour cela), quand leur principe se transforme ou se *porte* sur le poumon, à l'exclusion des autres viscères ? »

De toutes ces considérations, je conclus qu'il existe une identité parfaite *de nature* entre les troubles fonctionnels qui se produisent dans l'asthme et ceux qui, sous l'influence reconnue d'affections diathésiques, se manifestent dans les divers organes. Ces troubles alternent ensemble, en tenant compte de la différence des siéges ; ils exigent presque toujours le même traitement, et l'on sait que l'identité de trai-

tement est la preuve la plus convaincante de l'identité de nature des maladies.

Je crois avoir démontré que l'asthme est bien effectivement une maladie générale, puisqu'il possède les attri-
buts de ce groupe d'affections, qu'il est spontané, chronique, héréditaire, et que les symptômes, toujours les mêmes,
sont identiques à ceux des autres névropathies du même
genre. Il s'agit maintenant de savoir sous l'influence de
quelles diathèses il se manifeste le plus habituellement, et
de quelle manière il est possible d'interpréter cette manifestation.

*Quelles sont les diathèses susceptibles de produire
l'asthme?*

Depuis l'origine de la médecine on a noté les relations
étroites qui ont existé entre l'asthme et certaines maladies
générales qui sont devenues des types de diathèses. C'est
ainsi que Galien reconnaissait les tubercules pour cause de
l'asthme, et qu'Arétée avait constaté l'existence d'un asthme
pneumode. Sauvage, dans une nomenclature instructive, a
dressé une longue liste d'asthmes variés, où les asthmes que,
dès ce moment, nous nous permettrons d'appeler diathésiques, jouent le rôle le plus considérable.

Asthme convulsif, sec, occulte, d'Etmuller; hystérique,
hypochondriaque, de Rivière; arthritique, goutteux, d'Hoffmann; causé par une affection de l'estomac, de Baglivi;
exanthématique, cachectique, syphilitique, pléthorique,
catarrhal, etc, etc. Il n'est pas de médecin qui, depuis Sauvage, n'ait eu à constater les mêmes faits, et les recueils de
médecine abondent en observations curieuses et instructives,
sans que les auteurs aient eu la pensée d'aller au delà de
l'observation ni de s'élever à l'idée de cause à effet, tout en
reconnaissant à ces diathèses assez d'influence sur l'asthme
pour les désigner par une dénomination spéciale, caracté-

ristique, empruntée à l'affection que leur pratique leur a donné lieu de voir le plus souvent. C'est ainsi que Cullen reconnaissait un asthme exanthématique, qu'Hufeland reconnaissait un asthme nerveux, un asthme sanguin, métastatique, abdominal, atonique, etc., etc.

De nos jours ces dénominations ont disparu, et ces affections ne sont guère admises dans la pathogénie de l'asthme que comme des complications dont il faut tenir compte, mais qui ne sont pas, comme le croit M. Trousseau, l'une des formes mêmes de la maladie.

Or, si l'on étudie les faits avec attention et surtout sans prévention, on est aussitôt frappé de ce fait, que les asthmatiques purs, à asthmes vraiment essentiels, ont été atteints d'affections diathésiques diverses, à des degrés et avec une intensité variables d'ailleurs, ou bien sont nés de parents chez lesquels on retrouve, sous une manifestation ou sous une autre, le vice diathésique.

L'extrême fréquence de ces faits est frappante et prouve qu'il y a là autre chose qu'une simple coïncidence; et plus on réfléchit, plus il est facile de se convaincre qu'à chaque variété dans l'asthme correspond une variété dans la diathèse en puissance de laquelle vit l'asthmatique.

Diathèses pathogéniques de l'asthme?

Les diathèses pathogéniques de l'asthme sont précisément, celles où l'on est en droit de présumer, avec le plus de certitude, l'existence de modifications fondamentales du sang et du système nerveux; il est généralement admis qu'elles peuvent amener une disposition nouvelle des tissus et des humeurs qui prédisposent à une foule d'affections parmi lesquelles les grandes névroses convulsives tiennent une des premières places.

Telles sont : 1° la diathèse nervique dans laquelle, dit

M. Piorry, on trouve, règle générale, les caractères de l'a-
némie et de la chlorose, où les globules sont diminués, et
qui se manifeste par les accidents nerveux les plus variés,
douleurs vagues, névralgies, état spasmodique, défaillances,
convulsions même ;

2° La diathèse arthritique ou goutteuse, où domine en général la constitution pléthorique, laquelle est caractérisée par
l'augmentation des globules de la fibrine du sang ; qui roule
dans le sang les sels organiques qui se déposent autour des
jointures, ou bien qui en sont expulsés sous forme de gravelle et de calculs, et qui finit par des déterminations sur les
viscères intérieurs, (cœur, estomac, intestins pourquoi pas
poumons?), dont elles troublent les fonctions, par des migraines ;

3° La diathèse herpétique, dans laquelle, si l'on n'admet
plus l'âcreté du sang comme les anciens, celui-ci n'en est
pas moins altéré d'une manière fondamentale, sans que l'on
puisse dire précisément quelle est cette altération : par suite de
la sympathie qui unit les membranes tégumentaires externe
et interne, cette altération produit sur les viscères des déterminations analogues à celles de la goutte.

4° La diathèse scrofuleuse dans laquelle le sang charrie la
matière tuberculeuse qu'il dépose dans les poumons, dans
les viscères, dans le système glanglionnaire et dans lesos, où
les phénomènes névropathiques généraux jouent un si grand
rôle.

5° Enfin, on a vu une ou plusieurs de ces diathèses exister
simultanément sur le même sujet et s'entendre, pour ainsi
dire, pour alterner et produire l'asthme au fur et à mesure
que l'une d'entre elles dominait dans l'économie.

L'altération du sang, dans ces diathèses, est-elle primitive
ou bien celle du système nerveux? Sont-ce les troubles dynamiques qui amènent la modification des humeurs, ou
celle-ci qui produit les troubles dynamiques? question ardue
dont la discussion m'entraînerait trop loin, et qu'en pratique

il est sage de résoudre par un éclectisme prudent ; cependant, il est bon de savoir que toutes ces diathèses sont des diathèses constitutionnelles, qu'elles ont des manifestations anatomiques ou fonctionnelles diverses, que les lésions et les troubles qu'elles occasionnent sont mobiles, changeants, variables (rhumatismes, goutte, gravelle, migraines, dartres, tubercules, névropathies, etc., etc.) ; que toutes enfin indiquent par leurs effets une cause morbide généralisée ; qu'elles sont précédées de symptômes généraux ou prodromes, analogues à ceux que l'on éprouve dans l'asthme, et que c'est à juste titre qu'on les a nommées *protéiques*.

Mais, objectera-t-on, si vraiment l'asthme appartient à cette classe de diathèses dont les manifestations sont si variées, pourquoi voit-on un aussi grand nombre de malades qui ne ressentent jamais que les phénomènes de l'asthme à l'exclusion de tous les autres, et comment, dans ce cas, admettre sa nature diathésique? C'est qu'alors, par suite d'une disposition spéciale de l'économie ou d'une hygiène particulière, l'affection morbide aura été conduite à se porter tout d'abord sur le système nerveux pulmonaire et à s'épuiser sur lui ; mais son caractère constitutionnel ressortira suffisamment de la répétition spontanée de ses apparitions, de leur influence sur la santé générale et, bien évidemment, de son hérédité.

On peut donc le répéter après M. Trousseau, « l'asthme est une manière d'être particulière d'une maladie générale, ayant des expressions locales très diverses, se traduisant tantôt par des accès de dyspnées d'oppression qui constituent l'asthme, c'est-à-dire par une névrose pulmonaire, mais pouvant se traduire aussi par des attaques de goutte articulaire ou de goutte vague, par des attaques de gravelle, par des attaques de rhumatisme, par des affections hémorrhoïdales, herpétiques, tuberculeuses et névropathiques extrêmement variées. »

Je devrais, à l'appui de cette manière de voir, apporter ici des observations détaillées, où chacune des diathèses, dont je viens d'invoquer la puissance pathogénique, jouerait le rôle qui convient à sa nature. Il serait intéressant de les saisir avec leurs physionomies propres, influençant ou influencées par les idiosyncrasies, par les constitutions, par les circonstances hygiéniques qui dominent habituellement dans chaque cas particulier; d'étudier, enfin, la manière dont elles s'associent sous l'influence de l'hérédité, et celle dont elles se comportent vis-à-vis les unes des autres.

Les matériaux ne me manqueraient pas, bien loin de là; dans une pratique déjà longue, j'en ai moi-même réuni de précieux ; mais ce travail, que peut-être je tenterai un jour, serait considérable et sortirait des limites que je suis contraint de m'imposer aujourd'hui. Je renverrai donc le lecteur aux traités spéciaux, aux leçons cliniques de M. le professeur Trousseau, qui lui montreront des types étudiés, précisément au point de vue que j'essaie de faire prévaloir ; au mémoire couronné de M. Théry, dont les deux cents observations sont, comme il le dit lui-même, une mine inépuisable, où il ne s'agit que de puiser avec discernement ; j'ajouterai que les faits que son livre renferme seraient, selon moi, d'un haut enseignement s'ils étaient rangés dans l'ordre des diathèses qui s'affirment dans chacun d'eux, quels que soient le siége et la nature de leurs manifestations.

J'ai lu dans ce recueil que, sous l'influence de la diathèse nervique sans doute, *une jeune femme, d'une organisation très délicate et très impressionnable, était devenue asthmatique par imitation* (Ramadge).

A côté d'*asthmes nerveux simples*, nés sous la même influence, *on en voit qui sont liés à l'existence des grandes névroses de l'économie*, lesquelles coexistent ou alternent avec eux, telles sont la *manie*, la *mélancolie*, l'*hypochondrie*, l'*hystérie*, l'*épilepsie*, que souvent alors on note chez les ascendants.

Mêmes remarques pour les affections herpétiques. Bertrand du Mont Dore, MM. Duclos de Tours, François de Louvain, etc , ont rencontré fréquemment la dartre, précédant, suivant ou alternant avec l'asthme.

M. Trousseau dit avoir donné des soins à une dame d'une trentaine d'années, chez laquelle les attaques d'asthme coïncidaient avec l'apparition d'une éruption ortiée.

M. Théry, enfin, cite une observation de M. Bouillaud, dans laquelle se voit un exemple assez frappant *de métastase :* c'est un homme qui, en même temps qu'une dartre ancienne, dont il était atteint, se flétrit et disparaît sans cause connue, est pris d'une dyspnée qui bientôt devient extrême et disparaît le lendemain sous l'influence d'un vésicatoire *loco dolenti.*

Le *catarrhe*, expression tant de fois observée, de la *crase dartreuse*, accompagne l'asthme fréquemment, et lui donne ici une physionomie toute particulière.

C'est l'*arthritis* qui présente le groupe d'observations le plus compact, si l'on y joint surtout les manifestations protéiques que l'auteur en a séparées. Dans les observations de M. Théry, la diathèse arthritique se manifeste par *la goutte, le rhumatisme goutteux, les rhumatismes proprement dits, les douleurs rhumatismales* vagues, *la gravelle, les calculs, les hémorrhoïdes, la migraine,* etc., etc., expressions diverses de la même diathèse. Ces dernières, y compris *le rhumatisme vague*, sont particulièrement associées à la goutte; elles peuvent se remplacer les unes les autres et alterner avec l'asthme. C'est dans l'asthme arthritique que l'influence de l'hérédité se montre avec le plus d'évidence. On y voit des parents goutteux, quelle que soit la forme sous laquelle la goutte se manifeste chez eux, engendrer des asthmatiques qui toute leur vie ne seront que cela, et ces asthmatiques, eux-mêmes engendreront des goutteux non asthmatiques ; d'autres qui seront l'un et l'autre.

« C'est assurément un fait très remarquable, dit M. Trousseau, que l'asthme, qui semble si peu de chose, quant à la lésion organique qui l'accompagne, semble être, en quel-

» ques circonstances, la manifestation d'une maladie diathé-
» sique dont l'expression locale est aussi considérable que
» l'est la tuberculisation. » Quoi qu'il en soit, l'asthme nerveux se rencontre assez fréquemment chez les individus
issus de parents tuberculeux et tuberculeux eux-mêmes ;
mais ce qu'il y a de singulier, c'est que certains asthmatiques
peuvent procréer des enfants tuberculeux, et ceux-ci procréer à leur tour des enfants asthmatiques, de la même manière que des goutteux engendrent des enfants asthmatiques,
et des asthmatiques des enfants goutteux.

Dans la nature, les lignes ne sont pas toujours aussi tranchées : la diathèse pathogénique est souvent compliquée d'une
ou plusieurs autres diathèses ; l'arthritis, la dartre, la scrofule seront associées, et toutes les trois pourront exister sur
le même sujet à des degrés variables. C'est l'histoire de cet
asthmatique de M. Trousseau, qui, *né d'une mère goutteuse,
d'un père épileptique*, fut lui-même pendant longtemps sujet
aux migraines.

Cette observation est également instructive, en ce que,
chez le malade, l'asthme nerveux n'était pas soulagé par les
antispasmodiques seuls (solanées), ni par l'ammoniaque, et
qu'il l'était au contraire par des bains de pieds chauds (dérivatifs), et par l'*arsenic* qui, par ses propriétés altérantes,
s'adresse non-seulement à l'accès, mais au fond même de la
maladie, à la diathèse.

CLASSIFICATION

L'asthme étant une névrose indépendante de toute affection organique, une maladie à part, complète, une, essentielle, ne saurait, en lui-même, être l'objet d'une classification.

Cependant, au point de vue de l'utilité pratique, il me paraît avantageux d'établir, à son sujet, *quelques distinctions,*

qui, sans altérer *sa personnalité*, aideront peut-être à porter un peu de lumière dans le dédale de ses indications.

Suivant la prédominance de certains symptômes pendant l'accès, on le divisera, par exemple, en *asthme sec* et en *asthme humide*.

Mais si l'on considère la maladie, on distinguerait la névrose asthmatique suivant la diathèse qui la produit, et l'on en ferait, par exemple, cinq variétés, en y comprenant une névrose asthmatique à diathèse mixte, c'est-à-dire pouvant se développer sous l'influence de deux ou plusieurs diathèses coexistantes. On aurait alors le tableau suivant :

ASTHME, NÉVROSE DIATHÉSIQUE.

Diathèses pathogéniques ou holopathies (MARCHAL DE CALVI).

Diathèse *névrosique* ou *nervique*.	Asthme nerveux simple, asthme nerveux, expression de névroses généralisées, convulsives ou non, asthme convulsif sec, essentiel, etc.
Diathèse *herpétique*.	Asthme catarrhal, métastases, répercussions, hémorrhoïdes.
Diathèse *arthritique*.	Expression de la diathèse rhumatismale ou goutteuse, quelles que soient leurs manifestations, migraine, goutte, douleurs rhumatismales, rhumatisme articulaire, hémorrhoïdes, etc.
Diathèse *scrofuleuse*.	Asthme produit par la diathèse tuberculeuse, alternant avec des migraines, des catarrhes, des hémorrhoïdes, etc.
Diathèse *mixte*.	Asthme produit par l'influence composée d'une ou plusieurs de ces diathèses.

Avantages des distinctions basées sur les diathèses.

A l'exemple du maître illustre dont j'ai eu si souvent, dont j'aurai plus d'une fois encore à invoquer l'autorité, j'ai dû parler plusieurs fois des phénomènes bizarres, contradictoires, *des fantaisies*, en un mot, *étiologiques*, *pathologiques et thérapeutiques* de l'asthme.

Ne serait-il pas possible d'expliquer, dès maintenant, quelques-unes d'elles, par l'influence nécessairement différente, selon leur nature, des diathèses pathogéniques et de leurs associations?

S'il est permis de considérer l'asthme comme une forme des accidents spasmodiques des diathèses ayant alors pour siége l'appareil pulmonaire ; si ces accidents sont analogues aux accidents névropathiques, que les goutteux, les hémorrhoïdaires, les dartreux éprouvent, quand ils n'ont pas, en leur temps, les manifestations habituelles de leurs diathèses, n'est-il pas également permis d'expliquer, par ce rapprochement, ces phénomènes nerveux étranges que présentent quelquefois les asthmatiques, parmi lesquels je signalerai ces changements subits de caractère et cette susceptibilité incroyable des sens dont j'ai donné de si curieux exemples?

Pour l'un, l'asthme est une maladie des *pays chauds*, pour l'autre, c'est une maladie des *pays froids*. On peut, jusqu'à un certain point, se rendre compte de cette contradiction apparente, en invoquant la préférence marquée de telle ou telle diathèse, pour telle ou telle température, pour tel ou tel climat, etc., etc. Le nervosisme se manifestera le plus souvent pendant l'été, l'herpétisme au printemps et à l'automne. l'arthritis dans les saisons froides et humides.

Tandis que l'asthme nervique apparaîtra sous l'influence dissolvante des chagrins, des privations, d'un régime débilitant, l'asthme arthritique goutteux éclatera sous le coup de fouet d'un régime trop excitant, des écarts de régime, des

excès de boisson et de nourriture ; l'un sera traité par les toniques et les bains froids, l'autre par les bains d'étuve et les
altérants, les solanées faisant la base des deux traitements.

Distinguer les diathèses dans l'asthme, n'est-ce pas faciliter
l'établissement de règles de traitement aussi fixes que le per-
mettent les idiosyncrasies et les circonstances extérieures,
dont il faut tenir toujours un compte si grand dans cette
maladie? N'est-ce pas enfin enlever ce traitement aux charlatans et aux empiriques, et le délivrer, dans certaines limites,
des caprices et des tâtonnements inséparables de la médecine
des symptômes?

J'ai pendant vingt-deux ans exercé la médecine dans une
petite ville où l'asthme était une affection commune, tant à
cause des circonstances climatériques et topographiques qui
lui sont particulières, que des constitutions et des habitudes
hygiéniques trop souvent vicieuses de ses habitants. C'est en
suivant les malades de maison en maison, de famille en famille, et même de village en village, que j'ai pu reconnaître
les liens qui relient les maladies entre elles, et voir comment
les organopathies les plus disparates, en apparence, en font
souvent les manifestations d'une seule et même diathèse.

Dans les petites villes, il n'y a qu'un petit nombre de familles et toutes les affections se ressemblent ; on y suit toutes
les transformations des maladies et leur hérédité manifeste,
malgré certaines déviations apparentes et des alternances
avec d'autres affections différentes par la lésion ou le trouble
fonctionnel, mais indentiques au fond.

C'est à cette école que j'ai pu me convaincre de la nature
essentiellememt diathésique de l'asthme, et cette école, à ce
qu'il paraît, n'était pas la moins bonne pour mon éducation,
si j'en crois du moins les lignes suivantes que M. Marchal de
Calvi semble avoir écrites pour la circonstance, et par la cita-
tion desquelles je ne puis mieux faire que de terminer ce
chapitre:

« La médecine holopathique (d'ὅλος, entier, παθος, ma-

» ladie ; maladie de l'entier, diathèse générale) est celle qui,
» dans ce qu'on nomme communément une maladie, voit
» des épisodes d'une maladie, des scènes plus ou moins espa-
» cées d'un seul et même drame pathologique. Ne croyez pas
» que vous voyiez toujours des maladies dans les hôpitaux ;
» le plus souvent, ce ne sont que des phases de maladie. La
» maladie ne se voit bien que dans la famille, et le médecin
» le mieux placé pour bien observer et bien juger est celui
» qui, dans une petite localité, suit longuement l'évolution
» des grands faits morbides dans un certain nombre de li-
» gnées, car il en est le plus souvent de la maladie comme
» de la noblesse : c'est la lignée qui est noble, c'est la lignée
» qui est malade ; la médecine, dans les hôpitaux, est essen-
» tiellement épisodique. »

DIAGNOSTIC.

Le diagnostic de l'asthme est-il difficile ? Non, si l'asthme
existe sans maladie concomitante et s'il s'agit seulement
d'établir les symptômes différentiels qui le distinguent des autres affections dyspnéiques ; oui, trop souvent, et c'est là ce
qui importe le plus au point de vue de la cure de la maladie,
s'il s'agit de déterminer la diathèse dont les phénomènes
asthmatiques sont quelquefois l'expression première et l'u-
nique manifestation.

DIAGNOSTIC DIFFÉRENTIEL DES SYMPTOMES.

Des accès de dyspnée avec intermittence complète des
symptômes suffisent généralement pour caractériser l'asthme :
il n'y a pas de doute possible si, en même temps, il y a apy-
rexie, serrement de la poitrine, râle sibilant et toux.

Toutefois, le médecin devra s'assurer par tous les moyens

de diagnostic, percussion, auscultation, etc., qu'il n'y a de lésion organique ni au cœur, ni aux gros vaisseaux, ni aux poumons, l'emphysème excepté : car malgré les différences tranchées qui existent entre la dyspnée organique et celle de l'asthme, il pourrait arriver, à la suite d'un examen insuffisant, que l'on commît des erreurs regrettables, attendu la forme apyrétique et paroxystique qu'elles affectent quelquefois.

Du reste, on devra d'autant plus redouter ces lésions organiques que le sujet sera plus avancé en âge ; nous avons vu qu'en effet, chez les vieillards, ces lésions existent souvent seules ou bien viennent compliquer l'asthme.

Dans l'état actuel de nos connaissances, une seule maladie pourrait encore embarrasser le praticien : c'est l'angine de poitrine; mais la prédominance des phénomènes syncopaux, la douleur thoraco-brachiale, l'absence des signes fournis par la percussion et par l'auscultation, celle de l'expectoration et de la toux, l'invasion des accès à toute heure du jour ou de la nuit, la violence de l'angoisse précordiale et l'anxiété inexprimable du malade, la caractérisent assez pour qu'on ne la confonde pas avec l'asthme.

L'œdème aigu du poumon offre, au lieu de résonnance, de la matité et des râles bullaires, jamais de râles vibrants ni d'expectoration muqueuse non fluide.

Le spasme de la glotte a des symptômes trop caractéristiques pour qu'on puisse le confondre avec l'asthme ; mais, quoi qu'on en ait dit, il n'en est pas toujours de même des suffocations qui surviennent dans l'hystérie et l'hypochondrie, lesquelles sont parfois accompagnées par un point sous-sternal dont l'acuité masque parfois le point glottique qui cause ordinairement le sentiment de strangulation qui caractérise la maladie.

Cette dyspnée sous-sternale arrivant par accès, s'accompagnant de toux nerveuse, précédée d'éructations, de douleurs d'estomac ou de tête, a dû parfois, *quand on n'observait pas*

le malade pendant l'accès, être prise pour un accès d'asthme;
l'absence des signes stéthoscopiques déterminera le diagnostic; il suffit, aujourd'hui, d'être averti de la possibilité de
cette erreur pour ne pas la faire.

Si l'asthme est compliqué d'affections organiques ou de
maladies intercurrentes, il sera nécessaire de démêler ce qui
lui appartient de ce qui appartient aux états morbides qui ne
sont pas lui : on se souviendra que, quels qu'ils soient, il
en est indépendant; l'appréciation intelligente de chaque cas
particulier pourra seule, à l'aide des méthodes d'investigation nouvelles, déterminer le rôle que chaque affection joue
dans la production des phénomènes morbides qui se déroulent sous les yeux de l'observateur.

DIAGNOSTIC DE LA MALADIE.

C'est surtout en prévision du traitement de l'asthme qu'il
importe ici de prendre les diathèses en considération, de
constater leur existence, de déterminer leur nature : quand
l'asthme apparaît pour la première fois sur un sujet qui a
déjà manifesté des accidents diathésiques, accidents dont,
par surcroît, on constate l'hérédité, pas de doute possible :
il est facile, alors, d'établir la relation de cause à effet, quand,
d'ailleurs, les diathèses accomplissent leurs évolutions suivant leur type normal.

Malheureusement, ce type normal ne se présente pas toujours; il y a aussi des diathèses à formes anomales : c'est
ainsi qu'à l'inverse de ce qui se passe généralement, la
goutte débutera quelquefois par des accidents du côté de
l'estomac ou du cœur, par de la gravelle, des calculs et des
hémorrhoïdes; c'est ainsi qu'elle débutera d'emblée par le
poumon et produira l'asthme.

C'est ainsi que l'asthme précédera l'explosion tuberculeuse;
qu'elle la précipitera même, et celle-ci bien établie, l'asthme

deviendra d'autant moins intense que l'affection pulmonaire fera plus de progrès.

De même, suivant M. le docteur Duclos, de Tours, la crase dartreuse se manifestera de prime saut du côté de la membrane muqueuse des voies aériennes et produira l'asthme.

De même enfin, dans la diathèse nervique, la névrose pulmonaire, soit sous l'influence d'une cause morale, soit sous l'influence d'un cause physique empruntée généralement à une hygiène vicieuse, précédera les autres accidents nerveux ; et même, quelquefois, elle en restera l'expression unique, et néanmoins irrécusable si l'on considère la constitution du sujet et le cachet dont l'aura marqué la diathèse héréditaire.

Les faits d'anomalie dans le mode d'apparition des diathèses ne sont pas rares, et le médecin ne doit pas les ignorer : pour diagnostiquer ces diathèses, larvées en quelque sorte, il s'aidera des données que lui fourniront l'ensemble des corps et l'habitude extérieure du sujet ; il y découvrira le cachet particulier que chaque diathèse imprime parfois à celui qu'elle affecte ; il s'éclairera par des recherches portant sur les maladies antérieures de l'individu, sur les traitements qu'il a suivis, sur l'influence qu'ils ont eus sur sa constitution ; il n'oubliera pas son mode de régime et d'existence depuis son enfance, et notera par-dessus tout les faits relatifs à l'hérédité.

Il constatera, aussi, si la diathèse est simple, si elle est multiple, et, dans ce cas, quelle est la diathèse dominante. Dans le doute, il essayera plusieurs traitements, et portera son jugement d'après celui qui réussira le mieux.

PRONOSTIC.

De même que le diagnostic de l'asthme aura été porté sur la double connaissance des symptômes et de la diathèse pathogénique, de même on établira le pronostic de cette affection au double point de vue de la gravité de ses accès et de l'état diathésique du malade, en tenant compte, bien entendu, de la constitution innée ou acquise, et des conditions hygiéniques au milieu desquelles il vit.

PRONOSTIC DES ACCÈS.

En général, l'asthme sera d'autant moins grave que les accès seront moins longs et moins rapprochés ; ils seront d'autant plus à redouter que les causes occasionnelles seront plus variées, plus légères et moins proportionnées à l'effet produit ; que la membrane muqueuse des bronches sera plus susceptible et le système nerveux plus facilement excitable ; il sera moins sévère si l'on peut soustraire le malade à l'influence des causes, ou si celui-ci offre plus de résistance à leur action.

L'accès d'asthme le plus violent, quand il a cessé, laisse ordinairement le malade dans un état de santé parfaite, aussi parfaite, du moins, qu'elle était au moment de l'explosion, et comme ces alternatives d'asthmes et de santé peuvent se répéter presque à l'infini pendant une longue série d'années, il en résulte qu'en général l'asthme est considéré comme une maladie peu grave quant à sa terminaison.

Cependant, dans certains cas particuliers, soit par la seule force de l'accès, soit par suite d'une affection organique grave concomitante ou seulement d'une prédisposition, il est bon d'être prévenu de la possibilité de la mort pendant l'accès, et par conséquent d'être circonspect au moment d'émettre un pronostic final favorable et de rassurer les familles.

Sans complications, il est excessivement rare que l'asthme ait pu produire la mort; cependant MM. Blaud, Bégin, Bricheteau et autres, ont recueilli avec soin des cas de mort chez des asthmatiques, sans que les lésions rendissent bien compte de cette terminaison funeste, laquelle, le plus souvent, est due à l'asphyxie; mais ces cas sont des exceptions, et le plus souvent ils sont le fait des complications.

Il faut savoir, pourtant, que si l'asthme simple, de moyenne intensité, dont les accès sont courts et rares, a pu être considéré comme un brevet de longue vie, il n'en est plus de même quand les paroxysmes sont fréquents, violents et longs, qu'ils amènent dans les poumons, dans le cœur et les organes voisins, dans les grands centres nerveux, des altérations permanentes qui s'aggravent sans cesse, et produisent eux-mêmes des accidents sous lesquels le malade succombe tôt ou tard.

Si l'asthme n'est pas mortel par lui-même, il peut le devenir par les lésions secondaires qu'il engendre; il comporte, en outre, un genre de gravité qui a bien aussi son importance : c'est l'état de souffrance indescriptible dans lequel il plonge périodiquement les malades, et l'existence déplorable à laquelle ils sont condamnés par la menace incessante de ses accès, véritable épée de Damoclès constamment suspendue sur leurs têtes.

On a vu, malgré cela, des asthmatiques se féliciter de voir leur affection plus supportable à mesure qu'ils avançaient en âge (Lefèvre, obs. 11). On cite avec complaisance l'histoire de Floyer, qui mourut plus qu'octogénaire, enterrant, comme l'on dit, un asthme de trente ans, lequel, disait-il, n'avait été pour lui qu'une longue incommodité, qui ne l'avait point empêché d'étudier, de se promener, de monter à cheval, d'exercer sa profession, de manger, boire et dormir aussi bien que possible.

M. T... était emphysémateux, c'était peut-être aussi le cas

de Floyer; c'est de ceux-là que Laënnec disait : « les asthma-
» tiques respirant moins sont comme une bougie qui, brû-
» lant lentement, brûle plus longtemps. »

L'emphysème pulmonaire paraît faire jouir les vieillards
d'immunités particulières ; sous son influence et celle des
lésions qu'il produit, l'asthme se modifie et semble disparaître, mais le plus souvent il est masqué par lui et par l'ensemble symptomatique des autres affections qui sont l'apanage de l'âge avancé, de la vieillesse en un mot.

PRONOSTIC DE LA MALADIE.

Malgré l'importance incontestable des détails dans lesquels
je viens d'entrer, le pronostic essentiel de l'asthme sera toujours, en définitive, celui que le médecin attentif et clair-
voyant saura tirer de l'état diathésique du malade.

Il prendra en considération la nature de la diathèse, son
degré d'avancement, sa mobilité, la facilité et la violence
avec lesquelles elle envahit les organes internes, l'alternance
de ses manifestations diverses, son état de simplicité ou sa
complication avec d'autres diathèses.

Le pronostic de l'asthme nerveux simple, surtout si les
paroxysmes sont modifiés par les antispasmodiques, relativement favorables dans la généralité des cas, deviendra plus
grave si l'on aperçoit derrière lui, à cause des antécédents du
malade ou ceux de sa famille, l'expression plus ou moins
caractérisée d'une grande névrose, telle que l'aliénation mentale ou l'épilepsie.

La présence reconnue d'affections rhumatismales, herpétiques, dont la plupart des manifestations, plus ou moins
fugitives, sont, en général, peu graves, assez faciles à atteindre par nos moyens thérapeutiques, assez faciles même à
dériver quand elles frappent les membranes internes, per-
mettront encore un pronostic favorable, surtout si les con-

ditions hygiéniques du malade sont satisfaisantes ou si elles peuvent être réformées.

Tel sera le pronostic de la diathèse arthritique et de ses dérivés, la gravelle, les hémorrhoïdes et les migraines. N'oublions pas toutefois que, s'il est nécessaire de combattre les manifestations pulmonaires de ces maladies, il est tout aussi indispensable de respecter les évolutions normales de ces affections, dont la gravité exceptionnelle, quand elles agissent sur les organes centraux, constitue aussitôt le danger le plus considérable et le plus imminent pour le malade ; n'oublions pas non plus, quand elles ont disparu, de nous efforcer de les rappeler et de régulariser leurs apparitions sur des organes moins importants et plus accessibles.

Le pronostic sera fatal si le malade présente des traces de tubercules, ou si, appartenant à une famille de phthisiques, on peut craindre que, par la force de l'hérédité, l'asthme ne hâte chez lui l'apparition ou la fonte des tubercules.

L'asthme peut-il guérir complétement? Nous avons vu qu'à mesure qu'on avançait en âge, l'asthme paraissait disparaître, mais qu'il était alors plutôt masqué que guéri par les infirmités habituelles du vieillard ; il est en général probable, quand la maladie dure depuis longtemps, qu'on la gardera toute sa vie : on a vu cependant, sous l'influence d'une bonne hygiène, de médications rationnelles appropriées, quelquefois, mais plus rarement, par les seules forces de la nature, les accidents diathésiques, principalement ceux de la diathèse nervique, de la crase dartreuse et de l'arthritis, décroître et disparaître après un certain nombre d'explosions.

Mais dans ces cas mêmes, les plus favorables, la diathèse qui a perdu le pouvoir d'influencer les individus ou qui s'est épuisée sur eux, vivra néanmoins en eux, *elle fera le mort*, s'il m'est permis de m'exprimer ainsi, elle n'attendra qu'une *force* pour s'éveiller et se manifester de nouveau; mais si la force ou l'occasion lui manquent, elle se transmettra néanmoins à leur postérité, où le clinicien pourra toujours la reconnaître sous une forme ou sous une autre.

S'il est difficile, dans l'état actuel de nos connaissances, d'affirmer que l'asthme puisse guérir complétement et radicalement, on verra quand il sera question du traitement, qu'heureusement le médecin n'est pas aussi désarmé qu'il le paraît vis-à-vis de cette affection singulière, et que, malgré tout, le pronostic n'est pas toujours aussi grave, si le malade possède l'esprit de conduite et ne se livre pas à des pratiques intempestives.

Rappelons-nous, néanmoins, toujours que l'asthme, comme toutes les affections diathésiques, jouit du privilége d'exister à l'état latent pendant un certain nombre d'années, qu'il peut se réveiller sous la plus petite cause occasionnelle, et qu'un chirurgien de Bordeaux, voisin de M. Gintrac, possesseur jadis d'un asthme très violent, qu'il se félicitait d'avoir vu disparaître, entrant dans une officine où l'on pulvérisait de l'ipécacuanha, le vit reparaître après vingt ans de sommeil et suivre de nouveau ses phases ordinaires.

TRAITEMENT

CONSIDÉRATIONS GÉNÉRALES.

La thérapeutique de l'asthme s'est, en tout temps, ressentie malheureusement des vicissitudes de sa pathologie. L'ignorance où l'on était dans l'antiquité de sa nature et de son siége a permis toutes les entreprises. L'imagination des médecins que nous avons vus à l'œuvre dans l'invention des théories et des systèmes que nous connaissons, s'est ici donné carrière jusqu'à l'absurde, et l'on a vu Avicenne et les Arabes, qui croyaient à la doctrine des signatures, prescrire les bouillons de cerf, de lièvre, de gazelle, dans le but de donner de l'agilité aux malades dont la respiration n'était pas libre.

Malgré l'opinion de Goddesden, qui prôna les bouillons de vieux coq et de poumons de renard, qu'il décorait du titre de : « Medicina sublimis et experta in asthmate, » je laisserai de côté ces remèdes inutiles et ridicules dont le temps et la raison ont fait justice; si même je les ai rappelés, c'est qu'ils donnent la clef de certaines croyances populaires qu'il faut combattre, assurément, mais avec indulgence, et en se souvenant qu'après tout elles sont les fruits de la tradition et qu'elles ont leurs racines dans la science du passé.

Reconnaissons, toutefois, qu'une maladie, si longtemps confondue avec tant d'autres affections, qui, même isolée, est influencée par les moyens les plus différents, suivant les individus, a dû être et a été en effet te triomphe de l'empirisme. Chacun de ses symptômes, à défaut du mal lui-même, a trouvé *son remède* plus ou moins efficace; aussi, rien d'irrationnel ni de vague comme les traitements institués jusqu'à l'ère moderne: on y voit la multitude et l'incohérence des médicaments, mais nulle trace de médications ; beaucoup d'essais, peu de succès ou des succès de rencontre, et c'est ainsi que l'on a pu dire, sans exagération, que le traitement de l'asthme avait épuisé le formulaire thérapeutique de tous les temps.

Plus tard, quand, par suite des progrès récents de l'anatomie pathologique, on eut fait de l'asthme l'expression symptomatique d'une lésion morbide le plus souvent incurable, le traitement spécial fut, pour ainsi dire, abandonné. Mais bientôt survint l'idée du spasme bronchique, qui se substitua à celle de la lésion, de l'emphysème par exemple, comme maladie dominante, et l'asthme devint, tout d'abord, l'exploitation du plus grossier empirisme, jusqu'au moment où l'observation clinique, appuyée sur une saine philosophie, eut donné à la pratique médicale le moyen de se reconnaître et de se diriger dans les détours sans nombre de cette affection mystérieuse et bizarre dont je suis loin d'ailleurs de prétendre qu'on ait dit le dernier mot.

Est-il permis de prévenir et de comprimer un accès
d'asthme?

Au point de vue où je me suis placé, je dois me demander d'abord, non pas si l'asthme est curable, mais si l'asthme étant reconnu comme né sous l'influence d'une diathèse, il est permis d'en comprimer les manifestations sans aggraver la situation du malade et sans lui faire courir des chances de dangers plus grands encore.

« En général, dit M. Racle, les diathèses demandent à ne
» pas être comprimées dans leurs déterminations particu-
» lières ; car, si l'on ne peut plus considérer ces dernières
» comme des crises ou des efforts heureux de la nature, du
» moins doit-on les regarder comme des dérivations, des es-
» pèces de trop plein qui préservent l'ensemble de l'éco-
» nomie. »

Cette pratique, qui est de règle dans les manifestations dia-thésiques normales, quand le trouble fonctionnel ou la lésion qui en résulte ne présente encore, pour le malade, que la moindre somme possible de souffrances et de dangers, comporte, cependant, de nombreuses exceptions.

Si les hémorrhoïdes, de nature constitutionnelle, les dartres, d'origine diathésique, la goutte articulaire légitime doivent être respectées ; si parfois même il est utile de les entretenir ou de les rappeler dans la crainte que *leur principe* dispa-raisse et *se porte sur un organe important de l'économie*, il n'en est plus de même lorsque d'emblée, spontanément ou par imprudence, ce principe a déjà envahi cet organe, que ce soit l'estomac, le cœur ou le poumon ; que la manifestation diathésique est mal placée, qu'elle est anomale en un mot, et que directement ou indirectement, dans le présent ou dans l'avenir, les névropathies qu'il occasionne sont une menace incessante, non-seulement pour la tranquillité du malade, mais encore pour sa vie.

« Lorsque les goutteux, les hémorrhoïdaires, dit M. Trous-
» seau, n'ont pas en leur temps les manifestations habi-
» tuelles de leur diathèse, ils éprouvent, dans un grand
» nombre de circonstances, à un très haut degré, des acci-
» dents névropathiques tels que des spasmes de l'estomac,
» un état général qui se traduit par de la morosité, de la

» tristesse, un changement quelconque dans le caractère.
» Or, il est permis de se demander si l'asthme est autre
» chose qu'une forme de ces accidents spasmodiques, ayant
» alors pour siége l'appareil pulmonaire. »

L'arthritis ayant son siége dans l'appareil pulmonaire, constitue, en effet, l'une des formes graves de la goutte anomale ; on doit la réprimer comme les autres, à cause de sa gravité d'abord, et pour les désordres consécutifs qu'elle produit à la longue dans le poumon et dans l'organe central de la circulation. Constatons, à cette occasion, que l'asthme arthritique est le produit habituel de la goutte vague, molle, asthénique, que son origine explique son innocuité relative, malgré l'importance de l'organe qu'il affecte ; mais qu'il pourrait devenir promptement mortel s'il survenait chez un pléthorique comme l'expression symptomatique d'une goutte franche rétrocédée, ainsi que cela n'arrive que trop souvent quand ce principe se porte sur l'encéphale ou sur le cœur.

L'accès d'asthme produit par l'herpétisme, moins grave que le premiér, a besoin cependant d'être enrayé à cause des catarrhes qu'il favorise, des altérations de la muqueuse bronchique qui en sont la suite, de l'emphysème et des autres affections organiques qu'il entraîne à sa suite, et qui, tôt ou tard, peuvent devenir mortelles.

L'asthme nerveux proprement dit, doit aussi être enrayé au plus tôt, car, moins grave encore par lui-même que le précédent, il peut également donner lieu à des complications organiques redoutables, et par suite abréger la vie.

Quant à l'asthme symptomatique de la diathèse tuberculeuse, on ne saurait trop se hâter d'en comprimer les accès dès qu'ils se montrent. On comprend l'influence qu'ils doivent avoir sur le développement ultérieur de la phthisie pulmonaire, et c'est sans doute de cette variété de l'asthme qu'Hippocrate a voulu parler en disant que les asthmatiques mouraient avant la puberté.

L'existence de lésions organiques reconnues par les procé-

dés ordinaires du diagnostic, loin d'être un obstacle au traitement de l'accès d'asthme, exige impérieusement que l'on
tienne compte, dans son intérêt, de l'état nerveux si important qui les complique. « Ce n'est pas une fois, mais cin-
» quante, disent MM. Trousseau et Pidoux, que nous avons
» vu des malades affectés de lésions pulmonaires ou cardia-
» ques déjà avancées, être soulagés d'asthme nerveux, asso-
» cié à ces lésions, par l'usage des antispasmodiques ; ils
» n'avaient plus d'asthme et conservaient, avec leur incu-
» rable lésion, des troubles fonctionnels proportionnés et qui
» suivaient imperturbablement tous les degrés de l'affection
» organique. »

Soulager une maladie, empêcher l'autre de s'aggraver
sous l'influence d'une complication pénible, le résultat est
assez important, on le voit, pour que cette pratique soit con-
servée et trouve des imitateurs parmi les praticiens.

Il est donc légitime et avantageux sous tous les rapports
de comprimer l'accès d'asthme, même en tant que manifestation diathésique, quelle que soit la nature de cette manifestation, parce qu'elle est anomale d'abord et parce qu'elle
offre des dangers propres, et que, en se répétant, elle donne
lieu à des lésions qu'il faut éviter à tout prix.

Mais doit-on le faire sans précautions, et, l'accès enrayé,
peut-on sans danger aller plus loin, chercher à le prévenir, en un mot, demander à l'art la guérison radicale de
l'asthme, c'est-à-dire celle de l'état diathésique dont l'asthme
est l'expression plus ou moins habituelle?

Il faut combattre la maladie.

Si l'on fait disparaître la manifestation diathésique anomale sans en attaquer la cause, on est exposé à la voir se
reproduire, quelquefois plus tenace et plus grave : mais
comme, en général, le succès demande beaucoup de temps,
tout d'abord on doit s'efforcer de ramener la diathèse, la tu-

berculose exceptée, à son type normal d'évolution : on la fixera, si l'on peut, dans son lieu d'élection, non-seulement dans le but de la rendre inoffensive, mais afin de mieux la saisir et de l'atteindre dans son principe, au moyen des médications dont la matière médicale nous fournit tant et de si précieux modèles, quand ils sont rationnellement appliqués; telles sont les médications résolutives et substitutives contre certaines lésions concomitantes, médication dérivative, sédative et antispasmodique contre l'accès, d'où qu'il vienne; médication altérante et reconstituante, qui permet soit d'adresser à l'organisme malade le remède *spécial*, soit de lui procurer les éléments de réaction nécessaires pour qu'il puisse surmonter ou écarter les causes de troubles qu'il recèle.

Je passe sous silence plusieurs médications moins importantes, qui, néanmoins, trouvent leur emploi dans quelques cas particuliers.

Les moyens médicaux propres à attaquer les diathèses ne manquent pas, ils sont nombreux et puissants ; cependant les modificateurs hygiéniques auront peut-être ici une influence, sinon plus marquée, du moins plus générale. Il faudra donc avoir recours à l'hygiène ; l'hygiène, maniée par des hommes habiles, et dirigée en toute liberté, devient ici, comme l'a dit M. Durand-Fardel, une des ressources les plus puissantes de l'art médical : et l'on peut dire que, grâce à elle, si l'on ne peut encore guérir les maladies diathésiques, on a du moins la ressource consolante d'en atténuer les effets en condamnant le germe, que l'on ne peut détruire, à un avortement plus ou moins constant.

Suivant en cela la plupart des auteurs, je diviserai le traitement de l'asthme : 1° en traitement de l'accès ; 2° en traitement de la maladie. Mais avant d'en établir la médication, nous nous rappellerons les préceptes que j'ai recommandés au chapitre du diagnostic, dans le but de reconnaître la diathèse pathogénique. On recherchera donc avec soin sa nature, ses causes ou la durée de la maladie. On mettra en ligne de

compte les dispositions individuelles, les habitudes des malades, leurs affections antérieures, les conditions d'âge, de
sexe, de tempérament, sans oublier de noter l'état du cœur
et des poumons. Ces précautions prises, le traitement sera
formulé suivant les cas particuliers.

Mais comme chacun d'eux échappe fatalement, par un
point quelconque de la tangente, à la description la plus
minutieuse, et que c'est à peine s'il est possible d'établir ici
des généralités, je me contenterai de signaler à grands traits
les principales indications qui résultent de la pathogénie de
l'asthme, telle que je l'ai établie, les médications les plus
usitées, et les applications que l'on en peut faire, selon la
diathèse qui dominera dans les maladies que l'on aura à traiter. Je m'estimerai heureux si je parviens à faire pénétrer
une lueur dans le chaos où, en ce moment même (5 février
1863), M. le professeur Trousseau s'occupe de porter la lumière, dans ses nouvelles conférences, plus éloquentes et
plus magistrales que jamais.

TRAITEMENT DE L'ACCÈS.

SOINS HYGIÉNIQUES.

L'observation de chaque malade aidera puissamment à
tirer de l'hygiène les règles applicables aux cas particuliers;
on peut dire, néanmoins, qu'en général, l'asthmatique qui
prévoit un accès doit se lever s'il est couché, se tenir debout
ou assis, la tête levée, le corps penché en avant, en un mot,
prendre la position la plus favorable à la libre dilatation du
thorax et débarrasser sa poitrine et même le ventre des vêtements qui les gênent. Il gardera le repos et le silence ; ni
bruits ni mouvements tumultueux autour de lui; dans ce
but, on éloignera les personnes malades et l'on fera disparaître tout ce qui serait capable de mettre obstacle au libre

renouvellement de l'air que le malade respire. Cet air sera aussi frais que possible; on ouvrira les portes et les fenêtres pour que son accès soit plus facile, et l'on ne craindra pas que le malade s'enrhume, car l'expérience de chaque jour prouve qu'il est doué à cet égard d'une immunité exceptionnelle.

L'air frais agit contre le spasme bronchique et peut-être aussi contre l'asphyxie. Les besoins de l'hémathose exigent un air dont la qualité supplée à la quantité qui momentanément lui fait défaut.

Ces précautions prises, on interrogera les habitudes du malade; on s'enquerra, comme le conseille Arétée, si, en général, un milieu médiocrement chaud et éclairé est par lui préféré; on n'hésitera pas à le plonger dans l'obscurité la plus complète, s'il s'y trouve bien; le plus souvent, on devra l'entourer de lumières factices éclatantes, à l'exemple de ce malade de M. Trousseau, graveleux et goutteux, qui éclairait sa chambre *a giorno*, au moyen de cinq à six lampes carcel, dès qu'il se sentait sous l'imminence d'un accès, et qui parvenait ainsi à prévenir le mal ou tout au moins à l'atténuer singulièrement.

C'est dans cet ordre de moyens qu'il faut ranger le remède employé par cet autre malade de Laënnec, qui, aux premiers prodromes d'une crise, montait à cheval ou s'y faisait porter (il y avait toujours un cheval préparé), et, s'élançant contre le vent, faisait ainsi avorter l'accès.

BOISSONS.

On peut dire qu'en fait de boissons, toutes, et les plus opposées, ont été essayées pendant l'accès d'asthme : boissons froides, à la glace, sucrées ou acidulées; boissons chaudes, pectorales, aromatiques; tisanes adoucissantes ou diurétiques, incisives, expectorantes, dépuratives, etc. La plupart de ces boissons n'agissent guère que par l'eau qu'elles renferment et la quantité que l'on en boit : la plupart des asthmatiques préfèrent l'eau pure, fraîche et prise à petites gorgées. Néanmoins, l'eau pure, même panéé, comme la voulait Floyer, ne réussit pas toujours ni sur tous, et, suivant les indications particulières, on la donnera, en quantité plus ou moins grande, tiède ou chaude, ou chargée de principes plus ou moins actifs. Dans l'asthme humide, les fleurs de mauves, de violettes, les fleurs et les fruits pectoraux, le sirop de capillaire ; à la fin de l'accès, les préparations oxymélées, l'hysope, le lierre terrestre, les sommités de pin, le polygala, etc. ; dans certains accidents flatulents et dyspeptiques, on donnera l'eau de menthe, de mélisse, les infusions de camomille, d'anis, de sauge, de petite centaurée, le thé et le café, les tisanes de genièvre et des cinq racines, le nitrate de potasse ; celles de squine, de gaïac, de salsepareille ont leur place marquée chez les asthmatiques dont l'urine est rare, la peau sèche, ou que l'on pense être sous l'influence du vice herpétique ou goutteux. Il est bien entendu que, dans le cas où les diaphorétiques seraient reconnus nécessaires, il faudrait se garder d'exposer le malade à l'air frais ; si l'on ne pouvait s'y opposer, il serait difficile de provoquer les sueurs, et alors, afin d'exciter la peau, on aurait recours aux frictions usitées dans l'antiquité, vantées par Celse et par beaucoup d'autres auteurs, trop négligées de nos jours : nous aurons à voir bientôt le parti qu'il est possible d'en tirer, ainsi que du massage, dont elles sont un des procédés les plus utiles, dans le traitement curatif de l'asthme et de quelques-unes de ses complications.

Le plus souvent, les soins hygiéniques et les boissons seront insuffisants, et il faut avoir recours à des moyens plus actifs : les uns sont adjuvants du traitement et répondent à certaines indications spéciales, les autres sont directement opposés à la cause productrice des accès.

MOYENS ADJUVANTS. — SAIGNÉE.

En se souvenant que l'asthme est la manifestation d'une affection chronique, constitutionnelle, et qui naît souvent sous une cause de débilitation, comme des fatigues, des veilles prolongées et surtout des émotions morales vives ou des chagrins, on en déduira plutôt la nécessité de remonter, de réparer l'économie que celle de l'affaiblir à nouveau par des saignées. Cependant, si l'état des forces et de la nutrition s'est bien conservé, si les sujets sont jeunes, robustes, pléthoriques, si chez eux l'accès est de longue durée et très intense et si l'intelligence est troublée, s'il y a imminence de suffocation, s'il existe en outre une complication telle, par exemple, qu'une affection cardiaque ou la suppression d'un flux ou d'une hémorrhagie habituelle, la saignée peut être indiquée ; hors de là, on peut dire qu'elle est non-seulement inutile, mais nuisible.

C'est donc avec raison que la saignée, recommandée par presque tous les anciens médecins depuis Hippocrate, comme moyen palliatif et prophylactique de la maladie, est aujourd'hui, à peu d'exceptions près, abandonnée. Sennert a préconisé la saignée de la saphène, Haller celles du bras, du pied et du col : ces deux dernières sont infidèles, et dans la majorité des cas où une émission sanguine est indiquée, je préfère la saignée du bras comme plus sûre et remplissant mieux le but de la déplétion rapide que l'on se propose quand on se décide à la pratiquer.

Les sangsues, dont le sang coule lentement, produisent peu d'effets dans les paroxysmes ; nous verrons plus tard si elles peuvent être utiles comme moyen prophylactique de l'asthme.

DÉRIVATIFS.

Presque tous les praticiens s'accordent sur l'utilité des dérivatifs : peu utiles et quelquefois nuisibles dans l'asthme
nerveux pur; on conçoit l'utilité qu'ils peuvent avoir quand
l'asthme est l'expression anomale de la diathèse herpétique
ou goutteuse.

Les pédiluves et les manuluves aussi chauds que possible,
et supportés pendant quelques minutes; les sinapismes et
les cataplasmes sinapisés promenés sur les bras et les avant-
bras, en avant et en arrière du thorax et des membres inférieurs; les ventouses sèches ou scarifiées, les fomentations
irritantes ammoniacales, l'huile de croto-tiglium, préconisée
par M. Nonat, sur la poitrine, les vésicatoires volants, et,
dans les cas extrêmes, le moxa et le marteau de Mayor, ont
été employés avec plus ou moins d'utilité pour le malade.

Dans certains cas, il est bon de porter la dérivation sur la
muqueuse intestinale ou sur les organes de la sécrétion urinaire, et l'on donne avec avantage le sulfate et le tartrate de
potasse, les sels de magnésie, les carbonates alcalins, le nitrate de potasse, la digitale la scille, tous capables de produire à la surface de l'intestin un flux muqueux abondant,
dérivatif, et d'augmenter les urines.

Les Anglais ont employé le calomel à haute dose, seul ou
uni à la scille et à l'ipécacuanha, mais malgré l'autorité de
M. Trousseau, qui l'a fait connaître en France, ce traitement
est peu usité.

Les expectorants ont été utilisés dans le même but ; ainsi,
l'oxymel scillitique, la scille unie à une préparation amère,
ont été employés avec succès dans l'asthme humide catarrhal,
chez les sujets mous, lymphatiques ; mais il faut se garder de
son emploi chez les sujets prédisposés aux congestions de la
muqueuse bronchique, et surtout chez les tuberculeux.

Dans d'autres occasions, et plus communément, on pro-

voque avantageusement, non pas des vomissements, mais
des vomituritions avec quelques cuillerées de sirop d'ipécacuanha, avec quelques centigrammes de poudre de la même
substance, 25, par exemple, ou une potion additionnée de
0,05 centigr. de tartre stibié. Les préparations antimoniales
seront, en général, toujours utiles lorsque l'asthme est compliqué d'un catarrhe chronique ; ils facilitent l'expectoration,
concourent au dégagement des bronches et amènent un soulagement marqué. Dans ces cas, je me suis toujours utilement
servi des pilules suivantes :

> Gomme arabique . . . .   4 grammes
> Beurre de cacao. . . . .   4 —
> Kermès. . . . .   60 centigr.
> Extr. thébaïque.   30   —

En 18 pilules : une le matin, à midi et le soir.

D'autres fois, mais chez des sujets plus vigoureux et de
constitution graisseuse, on se trouvera bien des vomitifs, de
l'ipécacuanha principalement, auquel on ajoutera le tartre
stibié, si l'asthme est compliqué d'un état saburral des premières voies ; bien indiqué, l'ipécacuanha abrége la durée des
accès, soit en agissant sur le moral des malades, dont il ab-
sorbe l'attention par la puissance de son action, soit en déga-
geant la trachée, en même temps que l'estomac et les intestins, des matières qui les embarrassent, soit, enfin, en
forçant l'action des muscles, et finalement en rétablissant la
respiration.

ANTIPÉRIODIQUES.

Les préparations quiniques seront données avec quelque
chance de succès dans l'asthme franchement périodique, intermittent à la manière des fièvres, surtout quand derrière lui
on pourra soupçonner une forme plus ou moins larvée de ces
affections.

Plusieurs autres moyens ont été vantés qui bientôt sont tombés dans l'oubli le plus profond : telle est la ligature des membres, recommandée par Sennert, ressuscitée par M. Jolly, et dont M. Lefèvre n'a personnellement ressenti aucun effet favorable ; le copahu, les opiats balsamiques, la caroube de Judée, agissent plutôt sur l'affection catarrhale que sur l'asthme ; le tannin et ses dérivés seront utiles dans les catarrhes interminables qui épuisent certains malades atteints d'emphysème pulmonaire et surtout de dilatation des bronches. Il en est de même d'une multitude d'autres préparations qui, utiles dans un cas particulier, ne sauraient entrer dans une description générale ; c'est pourquoi je les négligerai pour établir le traitement véritable de l'asthme, celui qui s'adresse à la cause prochaine des accès, au spasme, et qui est destiné à en prévenir le retour.

De ces moyens, les uns sont rationnels, les autres sont empiriques.

ANTISPASMODIQUES.

Presque toutes les substances qui portent ce nom ont été administrées avec plus ou moins de succès : l'assa-fœtida et les gommes résines, le benjoin, le musc, le castoréum, le camphre, la valériane, l'eau distillée de laurier cerise, l'acide prussique, le cyanure de potassium, le sous-nitrate de bismuth, le nitrate d'argent pris à l'intérieur (Cappe), l'oxyde de zinc, l'aconit et la vératrine (Muller), etc., ont eu leurs jours de vogue et d'abandon.... Toutes ces substances ont été administrées seules ou associées avec une ou même plusieurs d'entre elles, et surtout avec l'opium.

On associe avec avantage la valériane avec les gommes résines, et le cyanure de potassium avec l'opium. Je me suis loué souvent de la formule suivante :

Cyanure de potassium. . .   6 centigr.
Extr. thébaïque. . . . . .   20 —

Faire 4 pilules.

Une le soir en se couchant, deux heures au moins après avoir mangé.

Le musc, le castoréum, par leur odeur pénétrante seule, ont pu modérer des accès ; chez d'autres, au contraire, ils les ont aggravés.

L'éther sous forme de capsule ou de sirop, la liqueur d'Hoffman, le chloroforme doivent occuper un rang distingué parmi les antispasmodiques utiles dans cette affection ; mais c'est surtout comme agents anesthésiques que leur emploi est réellement et presque toujours efficace.

Cependant, ces agents sont périlleux à plus d'un égard : l'expérience en limite l'emploi aux sujets indemnes de toute affection organique, aux asthmatiques franchement nerveux, dont la muqueuse n'est pas phlogosée, et chez lesquels la sécrétion des bronches exagérée, n'indique pas de prédisposition trop évidente à l'asphyxie. Ce n'est point un remède à laisser entre toutes les mains, ni même au malade seul, qui pourrait s'endormir sur le cornet ou sur le flacon, et qui, dans tous les cas, serait disposé à abuser d'un médicament dans l'emploi duquel il trouve du soulagement et parfois même une certaine jouissance.

J'ai vu (8 février 1863) au n° 3 de la salle Sainte-Agnès, dans le service de M. Trousseau, un asthmatique pur chez lequel les inhalations de chloroforme avaient toujours réussi.

Cet homme, qui avait jadis joui d'une certaine aisance, ne manquait pas de *couper* ses attaques avec trois à quatre inspirations seulement de chloroforme, qu'il répétait toutes les dix à quinze minutes, plus ou moins, selon le degré de rapidité avec laquelle l'accès se renouvelait : cet homme était arrivé à consommer jusqu'à 500 grammes de chloroforme par jour ; par cette dose énorme il se tenait dans un état d'ébriété continuel, qu'il recherchait, et grâce auquel il contracta bientôt un engorgement du foie.

A l'hôpital, il était rationné, on ne lui accordait que 50 à 60 grammes de chloroforme pour sa nuit, et c'est avec cette dose qu'il *bataillait* avec son asthme, selon l'expression du professeur, avec un succès tel, qu'il en faisait avec certitude avorter tous les accès, ou du moins qu'il les rendait extrêmement supportables.

Au n° 26 de la même salle était, en même temps, un autre malade, bossu et rachitique, chez lequel les inhalations de chloroforme étaient nuisibles. Ce n'est donc pas une panacée.

Un mode d'emploi du chloroforme moins dangereux et non moins efficace, selon M. Vernière, de Clermont, consiste à l'appliquer topiquement sur la partie postérieure et supérieure de la poitrine, entre les deux omoplates, à l'aide d'une capsule peu profonde garnie à l'intérieur d'une petite quantité d'ouate. Cette capsule, de 7 à 8 centimètres, est enveloppée d'un linge que l'on ramène sur son côté convexe, et auquel on fait subir un certain degré de torsion, afin qu'il soit tendu du côté de sa surface d'application; on verse quelques grammes de chloroforme sur la capsule et on l'applique immédiatement entre les deux omoplates : après quelques minutes, le chloroforme produit son effet, lequel est d'autant plus complet que l'asthme nerveux est moins compliqué de catarrhe.

Le chloroforme, appliqué de cette manière sur divers points de la poitrine, enlève aussi très vite les douleurs dont chacune de ces parties est le siége, fait disparaître, mais plus lentement, le spasme respiratoire, modère la fréquence des mouvements du thorax, et rend le jeu respiratoire plus lent et moins saccadé.

Le chloroforme, dans cette circonstance, dit M. Vernière, agit sans doute d'une manière directe sur le poumon en y pénétrant en vapeur ; il agit en outre sur cet organe par l'intermédiaire des nerfs dorsaux, dont les anastomoses avec le pneumogastrique et le grand-sympathique sont connues ; et, de plus, en irritant la peau du dos, sur laquelle il laisse une empreinte vivement colorée, il agit par révulsion, à la manière des vésicatoires ou des sinapismes.

Malheureusement, l'action du chloroforme est peu durable ; dans les grandes crises, elle est le plus souvent insuffisante ; il faut donc avoir recours à des moyens plus énergiques et dont l'action soit plus sûre et plus stable : on les trouve dans la série des remèdes desdits narcotiques et *stupéfiants*.

NARCOTIQUES. — OPIUM.

L'opium et ses dérivés sont toujours les antispasmodiques par excellence et les plus sûrs des narcotiques. Laënnec en expliquait les bons effets en rappelant la lenteur de la respiration pendant le sommeil chez l'homme et les animaux hibernants :

« Les parégoriques, dit-il, doivent être employés dans » la vue de diminuer le besoin de respirer ; ils sont en» core très utiles lorsque le malade est fatigué par une toux » sèche dure et quinteuse. L'opium, donné à doses très pe» tites et répétées, suffit ordinairement pour débarrasser les » malades de cet accident incommode. » (*Traité de l'auscultation*, 2ᵉ édit., p. 226.)

Suivant M. Beau, il est utile aux mêmes doses dans l'asthme catarrhal, pour diminuer la sécrétion des bronches. Je pense, comme Forget, que son action la plus certaine est son action narcotique franche et antifluxionnaire. Je rappellerai l'utilité de son association avec les autres antispasmodiques et les antimoniaux, dont il aide la tolérance. Néanmoins, M. Gendrin fait observer avec raison que l'opium congestionne, et qu'il ne saurait être employé sans prudence dans une affection asphyxique ; il faut, en l'administrant, interroger avec soin les susceptibilités individuelles, et ne le donner pour ainsi dire qu'à coup sûr.

Malgré la fréquence de ses indications, ce médicament héroïque agit encore avec une certaine lenteur ; c'est un antispasmodique général ; il agit sur les centres nerveux d'abord, et par contre-coup sur les nerfs pulmonaires ; il calme l'état général du malade, et certains accidents de l'asthme plutôt que l'asthme lui-même ; et, de plus, on s'accoutume aisément à son action. Sans donc négliger l'opium, on insistera, dans la grande majorité des asthmes nerveux, sur l'emploi des solanées vireuses, dont les propriétés bien constatées offrent à la thérapeutique de l'asthme les ressources les plus précieuses.

SOLANÉES VIREUSES.

Les solanées vireuses, comme tous les narcotiques, portent spécialement leur action sur le système nerveux ; il est probable que, ici comme dans toutes les névroses, ces plantes agissent, comme l'opium, en modérant l'accumulation du fluide nerveux et en changeant le mode d'innervation ; parmi les plantes spécifiques, je citerai la belladone, la jusquiame, l'aconit-napel, le tabac, la ciguë, et plus particulièrement le datura stramonium ; c'est dans ce groupe qu'il faut ranger la lobélie enflée, vantée par les Anglais, et dont l'action se rapproche, sous certains rapports, de celle du tabac.

Le datura est de toutes ces plantes celle dont l'usage est le plus habituel et le plus satisfaisant dans l'asthme.

Dans les Indes orientales, c'était un remède populaire : on s'y guérissait empiriquement des accès d'asthme en fumant les feuilles du *datura metel* aussi bien que celles des *datu-*

ra ferox et *fastuosa;* c'est là que le docteur Anderson, médecin à Madras, prit occasion d'en recommander l'usage.

Vers la fin du siècle dernier, il en remit à un officier anglais, qui, en 1802, en donna à Syms. Celui-ci en recommanda les bons effets et y substitua le *datura stramonium*, commun en Écosse, et qui lui rendit les mêmes services. Malgré les succès de Syms, l'emploi du *datura* fit peu de bruit à cette époque ; Laënnec en donna quelquefois, mais il glissa en quelque sorte sur l'emploi de ce médicament, qu'il recommanda néanmoins dans le catarrhe muqueux chronique dans les termes suivants : « Si la gêne de la respiration devient exces-
» sive, les narcotiques, et particulièrement la poudre récem-
» ment préparée de belladone ou de *datura stramonium*,
» donnée à la dose d'un demi-grain à un grain, sont les
» meilleurs moyens de la diminuer. Leur administration est
» souvent suivie de la cessation subite, mais momentanée,
» de la dyspnée. Si l'on explore dans ce moment la respira-
» tion à l'aide du stéthoscope, on voit qu'elle n'est ni plus
» ni moins étendue qu'auparavant; et cependant le malade
» n'éprouve plus d'oppression, le besoin de respirer est par
» conséquent diminué. »

Et plus loin : « Dans le catarrhe sec, les parégoriques, *et*
» *particulièrement ceux que nous avons indiqués plus haut*,
» doivent souvent être employés, dans la vue de diminuer
» le besoin de respirer. » (*Traité de l'auscultation*, 2e édit.,
p. 179, 1826.)

Du reste, pas d'observation, pas de formule, pas de traitement méthodique établi ; c'est M. le professeur Trousseau qui le premier, vers 1831, eut l'honneur d'instituer en France le traitement de l'asthme par le datura, à l'occasion des soins qu'il donnait alors à un financier devenu célèbré, qui était et qui est resté son ami.

M. Trousseau, à cette époque, s'occupait de son *Traité de thérapeutique et de matière médicale;* il savait que M. Bre-

tonneau avait indiqué comme propriété particulière des solanées leur action paralysante sur les fibres circulaires de l'é-
conomie, il se souvint aussi des quelques mots de Laënnec
que nous avons cités, et il résolut dès lors d'essayer le datura
d'une manière méthodique dans le traitement de l'asthme.

De service au bureau central, l'occasion fut prompte à se
présenter à lui : le premier homme auquel il en donna en
éprouva de tels bienfaits, qu'il s'empressa d'en faire part à
son ami, et celui-ci, depuis cette époque, n'a pas cessé d'en
faire usage d'une manière ou d'une autre, mais principalement sous la forme de cigarettes, dont il a toujours une certaine quantité en réserve.

FUMIGATIONS NARCOTIQUES.

Administré par l'estomac, ce médicament est utile dans
l'accès d'asthme, mais il l'est plus utile encore dans le traitement de la maladie. C'est sous forme de vapeur et par sa
fumée stupéfiante qu'il agira sûrement et promptement dans
l'accès d'asthme, qu'il le préviendra et que souvent il le
jugulera pour ainsi dire. Pour obtenir de tels effets, il est nécessaire qu'il ne soit pas dénaturé par la digestion, que son
absorption soit rapide et d'un quantum proportionnel à l'intensité du paroxysme ; il faut de plus qu'il soit porté directement sur le siége du mal ; aussi, dans l'asthme, se trou-
ve-t-on mieux en général des moyens qui agissent sur les
extrémités périphériques des nerfs, vapeurs, inhalations,
fumées, que des moyens qui agissent directement sur les
centres nerveux, ainsi que l'on en verra bientôt de nombreux
exemples.

On a conseillé de fumer le datura pur ou mélangé avec de
la sauge et même du tabac, dans une pipe ou en cigarette ;
avant de faire sa prescription, il est bon de s'informer des

habitudes du malade et de s'y conformer ; on le prescrira de préférence sous forme de cigarettes.

Les autres solanées jouissent à des degrés différents des mêmes propriétés et méritent également d'être employées ; on donnera celles qui seront le mieux supportées ou dont l'action paraîtra la plus efficace ; on les fera alterner à propos et on les associera souvent.

Le tabac aura peu d'action sur les fumeurs asthmatiques, il en aura davantage chez ceux-là qui n'ont pas cette habitude, funeste, quoi qu'on dise ; chez les premiers, l'action du datura en sera souvent amoindrie, mais comme l'action du tabac et des autres solanées ne se remplace pas complétement, ils pourront, quoique dans certaines limites, en obtenir quelque soulagement.

Les Anglais, qui voient dans les propriétés toxiques des solanées et dans l'action physiologique qui en dérive, toute leur action thérapeutique, emploient le tabac de préférence, et poussent jusqu'au premier symptôme d'intoxication, c'est-à-dire jusqu'à la nausée, l'usage de cette solanée. Il déprime en effet le système nerveux comme l'émétique, mais plus profondément encore, et, suivant l'expression de Hyde de Salter, *l'accès est enlevé comme un charme* quand surviennent les accidents qui rappellent le mal de mer, c'est-à-dire une sorte d'anéantissement, les vertiges, la débilité des jambes, une faiblesse qui gagne le cœur, les sueurs froides, l'impossibilité de parler et même de penser, enfin, les nausées et les vomissements.

Il ne faut pas que le remède soit pire que le mal, et nous nous abstiendrons de cette pratique des Anglais, si tant est qu'elle soit généralisée. La lobélie enflée, de la famille des campanulées, dont les effets ressemblent beaucoup à ceux du tabac, mais dont l'action est plus difficile, a été introduite dans la thérapeutique de l'asthme par Elliotson, et employée depuis lui en teinture, à la dose de 20 à 30 gouttes dans une petite quantité d'eau distillée, à trois reprises par jour. Un grand nombre de praticiens recommandables ont confirmé l'action favorable de la lobélie enflée, qui peut être une ressource précieuse alors que les solanées vireuses resteraient, par exception, inefficaces.

En France, du moins, c'est à leurs préparations qu'il faudra toujours revenir dès le début d'un accès d'asthme. On vend des cigarettes anti-asthmatiques dans toutes les pharmacies; toutes ont la même composition ou à peu près, et toutes se valent ; l'opium, les solanées vireuses et le nitrate de potasse entrent dans toutes, et l'eau distillée de laurier cerise leur sert de véhicule. Je n'en nommerai aucune, afin de ne point faire de jaloux.

L'efficacité de ces médicaments est facile à comprendre ; la manière de s'en servir n'est pas sans influence sur le succès, et quelques précautions sont à prendre.

Tout le monde ne sait pas fumer : à l'approche des crises d'asthme, qu'elles surviennent le jour ou la nuit, on allume une cigarette, et lorsque la fumée est épaisse et sort abondamment, on aspire une bouffée ; le malade ferme aussitôt la bouche, évite tout mouvement et attend que la fumée soit absorbée ; pendant ce temps, il respire par les narines, sans se presser, aussi régulièrement que possible, et évite tout mouvement de déglutition, qui, entraînant la fumée dans l'œsophage et l'estomac, empêcherait la colonne d'air de se diriger vers la trachée, et il recommence ainsi à chaque inspiration, répétée autant de fois que cela lui est prescrit.

On a aussi recommandé d'effectuer la respiration au moment où la bouche étant remplie de fumée, on l'entr'ouvre, afin d'y introduire, par une aspiration suffisante, l'air nécessaire qui, en passant, transporte la fumée jusque dans les dernières ramifications des bronches.

Les fumigations doivent être faites quatre à cinq fois par jour, en laissant un peu d'intervalle avant ou après les repas ; leur durée doit toujours être courte, et, dans la majorité des cas, huit à dix aspirations suffisent chaque fois ; leur nombre variera nécessairement, suivant l'intensité de la maladie et la sensibilité de chaque sujet, études qu'il fait lui-même, au reste, très aisément.

Toutefois, il n'est pas nécessaire que la fumée pénètre jusque dans les bronches, pourvu qu'elle soit absorbée; il est bon, de temps en temps, comme je l'ai dit plus haut, de la conserver dans la bouche et même de la faire passer par les narines pour agir sur la membrane pituitaire, si fréquemment atteinte dans l'asthme par le coryza caractéristique.

Il faut donc une certaine habileté pour fumer, ou sinon la médication court risque de manquer son effet. Ce moyen, d'ailleurs, n'est pas toujours accepté par tout le monde, par les femmes surtout; on a recours, alors, aux fumigations proprement dites : on brûle, dans les chambres des malades, les feuilles des solanées, dont la fumée, respirée avec l'air ambiant, réussit comme celle des cigarettes, c'est-à-dire qu'elle enraye la plupart des accès, calme les autres, et, parfois, échoue complétement.

FUMIGATIONS ARSÉNICALES.

Quelques malades, en effet, ne peuvent pas supporter l'action des solanées; pour ceux-là, d'autres médications ont été utilement employées, telles sont : les fumigations arsénicales, les fumigations de papier nitré, etc., etc.

On connaît la puissance *altérante* de l'arsenic *et son influence sur la respiration, dont il diminue le besoin;* dans certains pays de montagnes, son emploi est vulgaire, et j'en parlerai bientôt. « Pour en faire des cigarettes, dit M. Trous-
» seau, on prépare une solution d'*un gramme d'arsénite de*
» *potasse dans quinze grammes d'eau distillée;* avec cette
» solution on imbibe une feuille de papier non collé (papier
» à filtre), jusqu'à ce qu'elle soit épuisée. Le papier étant
» parfaitement desséché, on le divise en dix parties égales,

» qui renferment par conséquent environ 0 gr. 05 d'arsé-
» nite. Chaque morceau de papier est plié sous forme de ci-
» garette ; le malade, après l'avoir allumée, en aspire la fu-
» mée que, par une lente inspiration, il fait passer jusque
» dans les bronches ; on ne doit en aspirer que huit à dix
» bouffées, une seule fois par jour. » (Trousseau, *Clinique
méd.*, p. 541.)

FUMIGATIONS NITRÉES.

Les fumigations nitrées datent de loin dans la médecine empirique de la dyspnée ; on employait jadis les mèches d'armes à feu et l'amadou. Ce fut un médecin italien, Nicolo Frisi, qui le premier employa le papier nitré.

Le papier nitré est fait de la même façon : on le plonge dans une solution concentrée de nitre, que l'on coupe ensuite avec moitié de son volume d'eau, pour diminuer sa trop grande combustibilité ; on le fait sécher à l'étuve et l'on en fait des cigarettes.

Si le malade ne sait pas fumer, il chiffonne le papier arsénical ou nitré, et il en fait une sorte de boule à laquelle il met le feu et dont il reçoit la fumée dans sa bouche par le moyen d'un entonnoir ou d'un cornet de papier.

D'autres fois, le papier nitré principalement, se brûle sur une assiette entre les rideaux du lit et même dans la chambre ; on en coupe, pour l'usage, un ou deux morceaux de la largeur d'une carte à jouer. Cette fumigation est parfaitement innocente ; elle se fait le soir, comme moyen préventif d'un accès imminent, et peut être, au besoin, renouvelée à l'heure de minuit, si l'on craint son retour. Elles sont utiles, aussi, quand l'accès est déclaré. Les malades aspireront ces fumées de près ou de loin, selon le plus ou le moins de sensibilité dont ils sont doués.

L'asthme est une maladie dans laquelle la polypharmacie

a ses coudées franches, sinon toujours légitimes. Si le papier nitré ne soulage pas seul, on associe le nitre aux solanées, et quelquefois alors il réussit mieux ; tantôt on a trempé le papier nitré dans la teinture de datura, dans une solution concentrée d'extrait de cette plante et même d'*atropine*, puis sont venues les fumigations nitro-viroso-résineuses et les pâtes, dans lesquelles entraient toutes les substances anti-asthmatiques connues, depuis la lobélie enflée jusqu'à la stramoine.

Enfin, M. le docteur Corbel-Lagneau a fait paraître les cônes fumants brûlant à la manière des pastilles du sérail, composés de charbon fin, de nitrate de potasse, de benjoin ou d'une teinture aromatique quelconque au goût du malade, auxquels on associe la substance médicamenteuse, laquelle ici se trouve être naturellement du datura stramonium, de la belladone, etc. Ces trochisques brûlent d'autant plus vite qu'ils renferment plus de nitrate de potasse, et les fumigations que l'on fait avec eux ont leur utilité tout comme les cigarettes et les papiers vulgaires.

Rien de plus répandu aujourd'hui que les fumigations solaniques et autres ; les petits moyens abondent, il y en a pour tous les goûts, et, disons-le bien vite, pour toutes les bourses.

« Mais tout en les estimant pour ce qu'elles valent, il im-
» porte essentiellement, dit avec raison M. Trousseau, d'en
» proscrire l'abus, sous peine de voir s'épuiser promptement
» l'action de ces moyens thérapeutiques. C'est lorsque l'at-
» taque est violente, et seulement alors, qu'il faut y avoir
» recours. »

N'oublions pas non plus qu'elles agissent souvent, pendant les premiers jours, avec des quantités si minimes, qu'elles réclament alors la surveillance du médecin, et que des sujets trop affaiblis, en insistant trop sur l'usage de ces vapeurs enivrantes, ont avancé leur dernier moment. (Théry.)

FUMIGATIONS DIVERSES.

Cælius Aurelianus faisait des fumigations avec les éponges brûlées, les résines et les gommes résines, et s'en trouvait bien.

Les fumigations résineuses ou iodurées (Scudamore), celles d'iodure de soufre (Copland), peuvent avoir leur utilité dans l'intervalle des accès d'asthme contre quelques-unes des lésions organiques concomitantes, à la condition qu'elles ne viendront ni réveiller, ni augmenter les paroxysmes ; les fumigations de chlore (Desruelles), d'oxygène (Beddoës, Fourcroy), d'hydrogène (Thorton), du mélange de ces deux gaz, ont dû être abandonnées, malgré l'autorité des auteurs qui les ont prônées.

AMMONIAQUE.

L'ammoniaque est un stimulant diaphorétique très énergique, depuis longtemps employé dans l'asthme ; le sel ammoniac et le carbonate d'ammoniaque, qui entrent dans la mixture anti-asthmatique de Wan-Swieten, sont utiles dans les affections bronchiques non fébriles. Amussat a donné dix à douze gouttes d'ammoniaque liquide dans une potion ; l'action de cet alcali et de ses sels est aussi prompte que passagère. Legroux s'en servait, dans l'asthme, en frictions ; Ducros, de Sixt, lui donna sa plus grande vogue lorsque, en 1842, il vint à Paris, dans le but de propager ses idées sur l'application de l'ammoniaque sur la partie postérieure du pharynx. Ducros, l'esprit imbu d'une théorie étrange, croyait que le plexus pharyngien était le centre de toute la puissance nerveuse dont il voulait modifier l'action ; comme l'ammoniaque est un modificateur énergique, il l'employait dans l'asthme en portant très rapidement sur le point d'élection un gros pinceau trempé dans un mélange, à parties égales, d'eau et d'ammoniaque liquide.

Ducros eut des succès sur des personnages placés, alors, bien près du trône, cela fit du bruit. Ses expériences furent répétées, notamment par MM. Legroux, Rayer et Trousseau ; ils réussirent comme Ducros, mais pas aussi constamment. Cette opération produisait une toux vive et une abondante expectoration; supportée, quoique très pénible, par quelques malades, elle ne put être pratiquée sur d'autres sans des accidents excessifs de suffocation qui donnèrent à réfléchir ; l'enthousiasme diminua peu à peu, et maintenant elle est peu pratiquée, trop peu sans doute. En habituant graduellement le malade à l'action de l'ammoniaque, comme le fait M. Trousseau, en lui passant sous les narines un flacon rempli d'alcali, puis en commençant les applications pharyngiennes avec une solution au dixième d'abord, que l'on augmente d'une partie chaque jour, de manière à arriver progressivement à la solution par parties égales, peut-être arriverait-on à atténuer les inconvénients de la méthode de Ducros, et à conserver à la thérapeutique un moyen de soulagement réellement efficace, malgré la bizarrerie de son origine.

Aujourd'hui, l'ammoniaque n'est plus guère employée qu'en vapeurs. Fouquet en a parlé et même s'en est servi, mais dans l'emphysème seulement. Il suffit, pour tenir le malade dans l'atmosphère ammoniacale, de mettre dans des assiettes que l'on place dans la chambre, autour du lit, autour ou sous la chaise sur laquelle il repose, une cuillerée à café d'ammoniaque, que l'on renouvelle selon les besoins.

M. Faure verse dans un bol une cuillerée à bouche à peu près d'alcali volatil ; ce bol est placé à environ 50 centimètres de la bouche du malade, lequel inspire les vapeurs pendant un quart d'heure, en fermant les yeux et après avoir eu soin de se tamponner le nez avec de la ouate, précaution sans laquelle il ne saurait supporter l'odeur de l'ammoniaque.

Ces opérations peuvent être répétées trois à quatre fois en vingt-quatre heures. Le malade tousse peu, mais il en reçoit une sensation de chaleur et de chatouillement dans l'arbre bronchique qui n'est pas insupportable.

L'histoire du guano dans l'asthme se rattache à celle de l'ammoniaque; c'est par ses vapeurs que le guano soulage quelquefois les asthmatiques qui font un séjour prolongé dans les endroits où il est emmagasiné, témoin ce capitaine de navire dont M. Trousseau raconte les vicissitudes, qui était exempt de ses attaques lorsqu'il habitait son bâtiment chargé de guano, ou lorsqu'il habitait sur les îles où on le récolte. On fait aussi un sirop de guano, peu employé dans l'asthme, et qui mérite peu de l'être.

MOYENS DIVERS.

MM. Godener et Rayer ont, par la cautérisation pharyngée faite avec le nitrate acide de mercure, obtenu de bons résultats ; on a cautérisé encore avec le nitrate d'argent, que l'on a aussi donné à l'intérieur. (Cappe.)

On avait conçu de grandes espérances de l'emploi de l'électricité et de l'aimant. Laënnec employait ce dernier de la manière suivante : il prenait deux plaques d'acier fortement aimantées qu'il appliquait l'une sur la région précordiale gauche et l'autre au dos, à la partie opposée de la première, les pôles en regard, afin que le courant magnétique traversât la poitrine ; pour faciliter l'action de l'aimant, il posait d'abord un petit vésicatoire à l'endroit où devait être placée la plaque antérieure.

L'emploi de l'électricité n'a pas jusqu'ici réussi assez constamment ni avec assez de certitude pour avoir conquis sa place définitive dans la thérapeutique de l'asthme ; malgré les expériences de Laënnec, de Récamier et de MM. Trousseau, Philipp et Sigaud et celles plus récentes de M. Duchêne, l'électricité est presque délaissée aujourd'hui. La question, cependant, mérite d'être maintenue à l'étude, car si l'électricité ne doit pas réussir comme méthode générale de traitement, elle réussira certainement dans quelques cas particuliers où l'atonie nerveuse et la débilité musculaire auront besoin d'être stimulées, et alors elle peut devenir un adjuvant précieux de la médication effective de l'asthme.

En résumé, j'ai, il est vrai, énuméré un grand nombre de remèdes, mais j'en ai passé un plus grand nombre encore ; j'ai, seulement, insisté sur les principaux ; parmi eux, on en trouvera peu qui soient capables d'arrêter complétement un accès d'asthme de quelque intensité, une fois celui-ci déclaré ; ceux dont l'efficacité est bien manifeste ne peuvent, le plus souvent, qu'en modifier la marche ; tous sont plus ou moins inconstants et réussissent d'autant mieux qu'on a bien compris leur opportunité. C'est donc au praticien de les choisir suivant l'expérience qu'il a de la maladie et de ses malades ; il les donnera seuls ou successivement, ou combinés de manière qu'ils frappent comme *la mitraille*, selon l'expression de Forget (de Strasbourg), chacun des éléments de l'affection compliquée dont il fait le siége.

Mais la place emportée, tout ne sera pas dit, il faudra empêcher l'ennemi, je veux dire la maladie, d'y rentrer, s'il est possible.

Ce que le médecin doit rechercher avant tout, c'est de prévenir le retour des accès ; il approchera le plus possible de ce résultat :

1° En combattant dans la mesure de ses forces, mais avec prudence, la cause intérieure, le principe dont il est l'expression morbide ;

2° En prévenant ou en guérissant les lésions primitives ou secondaires qui les entretiennent ;

3° En éloignant les causes et les circonstances extérieures qui peuvent les produire ou en favoriser la récidive.

TRAITEMENT DE LA MALADIE.

J'ai voulu prouver que l'asthme était la manifestation anomale d'une affection constitutionnelle, d'une diathèse; qu'il était l'expression d'une maladie générale, chronique, héréditaire, ne sévissant jamais épidémiquement, dont le principe se localisait périodiquement sur le système nerveux pulmonaire, sous l'influence d'une cause accidentelle ou de lui-même, pour y produire les troubles fonctionnels variés dont j'ai esquissé l'histoire : l'asthme est donc une maladie générale localisée, mais qui ne cesse pas pour cela d'infecter l'organisme entier, de même que l'affection cancéreuse continue de l'infecter alors qu'elle s'est manifestée localement par des productions hétéromorphes. On peut, par les moyens médicaux dont la chirurgie dispose, ou par l'ablation, diminuer ou faire disparaître momentanément ces produits de la maladie générale; comme dans l'asthme on arrête, on calme, on fait disparaître, pour un temps, les accidents diathésiques, et le premier d'entre eux, le spasme des bronches; mais l'affection cancéreuse et l'asthme ne seront réellement guéris que quand on aura détruit le vice cancéreux, d'une part, et de l'autre les principes morbides divers dont la présence dans l'économie donnent naissance aux maladies générales, qui par leurs transformations ou leurs déplacements sont susceptibles de produire l'asthme.

Ce traitement de l'affection asthmatique, traitement radical et définitivement curatif de la maladie, doit être un traitement *totius substantiæ*, approprié à la dyscrasie générale qui l'a produite; pour lutter dans cette voie, le praticien n'est pas aussi désarmé que le croient la masse du public et trop de médecins; cependant, les diathèses névropathie, dartre, goutte, scrofule, sont de celles que l'on peut atténuer, modifier, mais que l'on ne guérit pas aisément, dont le retour prochain peut être retardé, mais non prévenu d'une façon certaine, absolue; dont le germe peut constamment être modifié, amoindri (c'est le beau idéal de leur médication), mais jamais détruit, ou du moins bien rarement!

Malgré la puissance des armes dont il dispose aujourd'hui, le médecin ne se hâtera donc jamais de conclure : les conditions qui président à la guérison de l'asthme sont si complexes et si imprévues, qu'il doit toujours garder un doute philosophique sur le résultat final de son traitement ; il se méfiera surtout des guérisons miraculeuses; les faits ordinaires, moins brillants, seront pour lui plus significatifs. On ne guérit pas, en effet, de telles maladies du premier coup et dans l'espace de quelques jours !

TRAITEMENT PHARMACEUTIQUE.

Si le traitement curatif de l'asthme a été aussi vague et aussi peu rationnel que celui de toutes les maladies dont la nature est indéterminée, il ne doit plus en être ainsi désormais; mieux fixé sur l'origine et la nature de cette affection, il est permis au praticien de viser plus haut qu'au symptôme et de sortir des seuls moyens hygiéniques. C'est à M. le professeur Trousseau que l'on doit le premier traitement rationnel et *spécial,* sinon *spécifique,* de l'affection asthmatique. Je vais dire aussi brièvement que possible sur quelles bases il l'a fondé, et comment il a établi sa médication.

Après avoir constaté la difficulté ou l'impossibilité de guérir une maladie constitutionnelle, telle que la goutte, la dartre, etc., l'illustre professeur indique la série des médications par lesquelles il faut passer pour arriver au meilleur résultat possible. Il fait remarquer qu'une médication appliquée sur 20 personnes réussira sur 15 et peu ou prou sur les 5 autres ; que ceux-ci seront guéris par une seconde médication, dont les premiers n'obtiendront rien ; qu'une troisième médication, enfin, soulagera 1 et 2 individus et n'opérera pas sur les 17 ou 18 autres. Pourquoi ces différences? Il n'en sait rien, mais il y a là, dit-il, des conditions d'idiosyncrasie qu'il faut déterminer, des indications multiples auxquelles il faut satisfaire ; on y arrive par la combinaison des remèdes et des médications, et par les *stratagèmes* heureux d'une polypharmacie intelligente dont il cite de nombreux exemples. Dans la diarrhée, on a l'ipécacuanha, l'opium, le calomel : chacun de ces remèdes guérit seul le plus souvent ; quand le premier échoue, on prend le second, au besoin on passe au troisième ; si la maladie persiste, on les associe un à un ou tous les trois ensemble, et l'on réussit ; le diascordium et la thériaque réussiront encore là où l'opium seul fera défaut, etc. Il en est de même dans l'asthme : les préparations solaniques, si puissantes contre l'attaque, les fumigations arsénicales et les autres remèdes seront souvent d'excellents moyens préventifs; mais si l'on veut qu'ils s'adressent au fond même de la maladie, il faut soutenir l'action des remèdes avec la méthode, et les donner longtemps : ce n'est pas pendant des jours, ni des semaines, ni des mois qu'il faut les donner, c'est pendant un, deux, trois ans et plus, à faibles doses, comme dans l'épilepsie, et on les associera à propos.

Dans ce but, dix jours, de suite chaque mois, le malade prend le soir, en se couchant, d'abord une, puis, trois jours après, deux, et, les quatre derniers jours, quatre pilules, ainsi composées :

> Ext. de belladone. . . . . . . 0 01 centigr.
> Poudre de belladone . . . . . 0 01 —
>
> F. s. a. 1 pilule.

En tenant compte, bien entendu, de la sécheresse de la gorge et de l'état des yeux.

On peut donner, de cette manière, 1, 2 et jusqu'à 4 granules d'atropine d'un milligramme chacun.

Quand on a lieu de croire que l'effet de la solanée est épuisé et que le malade a peu de chose à en attendre, on le soutient par les préparations arsénicales.

L'influence de l'arsenic sur la respiration est connue : les montagnards de la Styrie en font usage pour se préserver de l'essoufflement à la danse, et, quand ils gravissent de hautes montagnes, un petit morceau d'arsenic gros comme une tête d'épingle, qu'ils laissent fondre dans leur bouche, suffit ; les charretiers en donnent aux chevaux quand *ils montent*, et les maquignons l'utilisent chez les chevaux poussifs ; les emphysémateux, quand ils y sont soumis, se sentent plus légers, il leur semble que quand ils montent ils soulèvent un poids moins lourd ; on le prend aussi pour se donner *du teint*, de l'embonpoint. C'est un digestif puissant pris au moment des repas, à la dose de 1, 2 et 3 milligrammes progressivement.

L'asthmatique prenant la belladone les dix premiers jours du mois, les dix jours qui suivront, il fumera des cigarettes arsénicales selon la formule et cela pendant aussi longtemps qu'il prendra la belladone.

Quand l'action des deux remèdes est épuisée ou s'ils sont insuffisants, les dix derniers jours du mois la térébenthine est donnée en sirop à la dose d'une cuillerée à bouche prise trois fois par jour, ou même en trois capsules d'essence de térébenthine prises au moment des repas.

Comme complément de traitement, tous les cinq à dix jours, le matin à jeun et, quelquefois, pendant plusieurs mois, le malade prendra 4 à 8 grammes de poudre de quinquina calisaya, dans une infusion de café torréfié.

Enfin, tout en faisant ses autres traitements, il prendra l'iodure de potassium, que M. Trousseau a été amené à donner sur les bons effets qu'il en a vus sur un habitant de Vierzon, asthmatique, auquel il le conseillait, non pour son asthme, mais pour une syphilis bien caractérisée, bons effets qui, depuis, se sont heureusement multipliés dans sa clientèle.

A peu près à la même époque, le docteur Horace Green, de New-York, publiait un recueil de formules américaines dans lequel l'iodure de potassium jouait un rôle important dans l'asthme ; le docteur Watson, de Londres, le vantait également dans cette maladie.

L'iodure de potassium est un moyen de traitement considérable, mais qui ne réussit pas également à tout le monde ; je l'ai vu réussir chez le n⁰ 26 de la salle Sainte-Agnès (de M. Trousseau), petit, bossu et rachitique, et il a échoué sur le n° 3, relativement fort, mais dont le foie a été malade ; il a donc ses indications.

On donnera, le soir, dans un demi-verre d'eau édulcorée, une cuillerée à café de la mixture suivante :

    Eau. . . . .   150 grammes
    Iodure de potassium. . .   10   —

Chez les asthmatiques rebelles, on pourra donner, le matin, en même temps que l'iode le soir, une cuillerée à café de la solution arsénicale suivante :

    Arséniate de soude. . .   0 5 centigrammes
    Eau distillée. . . . . . 125 grammes.

Tel est le traitement que depuis vingt ans bientôt M. Trousseau a eu un grand nombre de fois occasion d'appliquer avec succès.

Bien que le professeur de l'Hôtel-Dieu ne conclue pas ici avec sa netteté habituelle, soit par excès de prudence, soit qu'il ne juge pas la question suffisamment mûre, je vais essayer de tirer de ce traitement les conséquences naturelles qui me paraissent en découler quand on examine de près les éléments dont il se compose et son opportunité, et, chemin faisant, je m'efforcerai de préciser ses indications les plus usuelles.

Il est basé sur l'emploi méthodique de cinq médicaments dont les propriétés énergiques sont connues.

C'est 1º la belladone; 2º l'arsenic; 3º la térébenthine; 4º le quinquina; 5º l'iodure de potassium.

Après l'arsenic, je dirai deux mots de la médication par le soufre, dont M. le Dʳ Duclos de Tours a obtenu de si beaux résultats dans l'asthme herpétique.

BELLADONE.

L'action de la belladone, comme celle des autres solanées, se porte spécialement sur l'encéphale, et, à dose toxique, elle détermine le délire nerveux; elle épargne les êtres inférieurs de la série organique, et, suivant M. Bouchardat, *elle sévit sur les animaux avec d'autant plus d'énergie qu'ils ont plus d'intelligence, qu'ils se rapprochent plus de l'homme qui, de tous, est le plus vivement impressionné par elle;* elle agit donc spécialement sur le système nerveux, sur l'encéphale d'abord, et, par les nerfs qui en émanent, sur les muscles, et surtout, comme l'a dit Bretonneau, sur les fibres circulaires de l'économie, qu'elle tend à paralyser.

Elle est employée, tant à l'extérieur qu'à l'intérieur, pour réduire les contractions spasmodiques du col de l'utérus, de l'anus et de l'urètre, pour dilater les pupilles dans les ophthalmies, pour calmer les névralgies et les névroses, dans la coqueluche, et principalement dans l'épilepsie, la chorée et même dans le tétanos.

On conçoit que dans l'asthme nerveux proprement dit, dépendant de la diathèse nervique pure, ou, si l'on conteste la réalité de cette diathèse dans le sens que, en général, on donne à ce mot, du moins dans la constitution nerveuse dont certaines familles portent l'empreinte profondément cachectique, on conçoit, dis-je, que la belladone calme les spasmes de l'asthme et les éloigne si le sujet est maintenu sous son influence; on conçoit, enfin, qu'elle le guérisse presque, à la longue, par la stupéfaction habituelle du système nerveux et par la paresse relative que son usage imprime aux fibres musculaires bronchiques, qui, par elle, perdent jusqu'à un certain point leur facilité trop grande à se contracter spasmodiquement.

L'asthme nerveux est assez rare, heureusement, dans l'état de simplicité que je lui suppose ici ; mais quand il existe, la guérison de la maladie est plus difficile à maintenir d'une façon quelque peu constante, la constitution générale ne pouvant être que très peu modifiée par le remède, et les causes occasionnelles de la maladie étant infinies, et, partant, impossibles à prévoir chez des sujets ordinairement doués d'une sensibilité et d'une susceptibilité physique et morale exquises.

Nous verrons bientôt jusqu'à quel point le traitement des complications, aidé d'une hygiène bien entendue, peut venir en aide au traitement spécifique de l'état nerveux constitutionnel, considéré comme cause pathogénique de l'asthme.

ARSENIC.

Non-seulement l'arsenic donne du teint, ralentit la respiration et ranime les fonctions gastriques, mais, convenablement manié, il modifie l'état général de l'économie. C'est un *altérant*, et comme tel il mérite une place à part dans le traitement des diathèses à manifestations asthmatiques.

Les *humoristes* appelaient *altérants* les remèdes qu'ils supposaient capables de corriger la masse du sang, de la débarrasser de ses impuretés sans déterminer d'évacuations ; les *solidistes* donnaient ce nom aux remèdes doués de la propriété d'*altérer* l'état du corps, de changer les propriétés des tissus. « Aujourd'hui, dit M. Bouchardat, on donne le nom d'*altérants* à des médicaments à longue portée, qui, sans produire d'effets immédiats sensibles, modifient d'une manière persistante la nature du sang et des humeurs diverses, » par l'intermédiaire du système cérébro-spinal, ajouterais-je, car il est impossible de supposer que les modifications qui surviennent dans la sécrétion, soient tout à fait indépendantes du principe vital.

C'est par son action élective sur les centres nerveux que, peut-être, l'arsenic guérira la fièvre intermittente et, sans doute, les névralgies périodiques, les tics douloureux de la face, *certaines espèces de migraines*, des angines de poitrine, des coqueluches, des hauts spasmes et, ce qui nous importe le plus ici, les phénomènes nerveux de l'asthme.

Mais c'est dans les maladies chroniques constitutionnelles, c'est dans l'arthritis, la scrofule et la dartre, que, administré à doses très petites, mais soutenues, suffisantes, néanmoins, pour atteindre le but que l'on se propose, *doses* que pour cela l'on appelle *altérantes*, il agira, d'une manière plus ou moins définitive, par ses effets ultimes sur le sang et les humeurs, qu'il modifie et ramène presque à leur type normal.

Tout le monde connaît les beaux travaux de Biett sur l'emploi de l'arsenic dans les maladies de la peau, et les applications utiles qu'il en a faites : ne serait-ce pas par l'arsenic qu'elles contiennent, *à dose essentiellement altérante*, qu'indépendamment des autres modes d'action propres à chacune d'elles, les eaux de Vichy, de Plombières, etc., sont avantageuses dans la goutte et le rhumatisme, dans les névropathies, dans les affections dermoïdes, telles que les psoriasis diffusa, guttata, la lèpre vulgaire, les affections eczématiques, et qu'*indirectement* elles guérissent des asthmes?

C'est par leur arsenic que les eaux de la Bourboule *guérissent* la scrofule ; c'est par lui sans doute que les eaux du Mont-Dore, si faiblement minéralisées d'ailleurs, sont utiles dans la phthisie commençante, dans la tuberculose, ainsi que l'indique M. Mascarel, en modifiant l'organisme, en facilitant la résorption des tubercules, en lui enlevant, en un mot, *autant que possible*, la puissance d'en procréer de nouveaux.

Si l'on rapproche de ces propriétés la spécialité de ces eaux dans la cure de l'asthme, n'est-il pas permis d'induire, de ce rapprochement, la preuve la plus convaincante de la solidité de nos vues sur la pathogénie de l'asthme? et n'est-ce pas le cas, ici plus que jamais, de répéter l'aphorisme dont on a tant abusé dans tous les temps, *naturam morborum ostendunt curationes?*

Cependant, malgré le principe arsenical commun qui les minéralise et qui les réunit ici sur le même terrain, ces eaux sont loin de représenter une médication uniforme : la minéralisation plus ou moins considérable, soit bicarbonatée, soit chlorurée, qui les accompagne et les enveloppe, marquera suffisamment celle que l'on indiquera de préférence dans tel ou tel cas particulier d'asthme, en tenant compte toujours, on ne saurait trop le répéter, des idiosyncrasies et des susceptibilités individuelles.

Aux eaux de la Bourboule, la scrofule ; à Vichy, la goutte, la gravelle, la diathèse urique ; à Plombières, les névropathies, les rhumatismes, quelques affections dermoïdes ; au Mont-Dore, les rhumatismes, quelques affections dermoïdes, des bronchites, la phthisie laryngée, les tubercules, etc.

IODURE DE POTASSIUM.

Ce que j'ai dit de l'arsenic, en tant que médicament altérant, s'applique également à l'iodure de potassium ; il agira dans l'asthme comme altérant des fonctions d'assimilation dans les conditions qui président au développement du lymphatisme et de la scrofule ; il réussira spécialement chez les asthmatiques dont l'appareil ganglionnaire est malade ou menacé, ou qui sont frappés de rhumatismes chroniques, de dartres rebelles ; chez les femmes atteintes de leucorrhées chroniques et dont la menstruation est difficile ; il sera utile, surtout, dans cette forme de la scrofule où le tubercule est localisé dans le poumon ; où l'asthme, chez l'individu, est si souvent l'avant-coureur de la phthisie pulmonaire latente, où

l'asthme et la phthisie se voient simultanément sur les membres divers d'une même famille et se succèdent et alternent
presque indifféremment pendant plusieurs générations : les
eaux minérales iodurées, telles que celles de Pougues, de
Sales en Piémont, de Kreutznach et autres, réussiront ici
quand les autres échoueront, mais pour cela leur action ne
doit pas être isolée.

SOUFRE.

Je n'insisterai pas sur les ressources précieuses qu'offre à
la thérapeutique en général, à celle de l'asthme en particulier, l'association fréquente de l'iode et de l'arsenic. Mais il
est une autre médication altérante, dont l'importance est telle
que je ne puis la passer sous silence.

Mon excellent ami, le docteur Duclos, de Tours, qui, selon
moi, n'a eu qu'un tort, c'est de regarder la crase dartreuse
comme la cause unique de l'asthme, a combattu cette crase
par les moyens suivants :

Il prescrit habituellement la fleur de soufre à la dose quo-
tidienne de 50 centigrammes à 1 gramme, suivant l'âge du
malade, à prendre en une seule fois le matin, soit après, soit
au moment du déjeuner; cette dose est continuée cinq ou
six mois, pendant vingt jours chaque mois, puis un an ou
dix-huit mois, ou deux ans même s'il le faut, pendant dix
jours seulement chaque mois.

Dans les cas rares où le remède produit une action purga-
tive, il l'associe avec une faible dose d'opium et, dans les
cas rebelles, il a recours aux préparations arsenicales, à la liqueur de Fowler, par exemple, qu'il administre de cette
manière :

Pendant vingt jours, chaque mois, deux gouttes seulement, matin et soir, dans un véhicule quelconque; il augmente progressivement tous les deux jours jusqu'à six gout-

tes, matin et soir, et après trois mois, au lieu d'interrompre seulement pendant dix jours, il interrompt un mois, et même l'interrompt momentanément, si dans le cours du traitement il apparaît quelque symptôme pénible, résultat de l'action topique de l'arsenic sur l'estomac.

Au besoin, il joint à cette médication l'application d'un exutoire, vésicatoire ou cautère, qu'il entretient pendant la durée du traitement.

Ce traitement doit être retenu comme base importante dans le traitement spécial de la crase dartreuse, et moi-même j'en ai obtenu les effets les plus heureux dans l'asthme, qui est sous sa dépendance.

Il sera puissamment aidé par l'usage des eaux sulfureuses chez les individus mous et lymphatiques, dont la peau est rude et sèche; dans les catarrhes qui compliquent l'asthme, et qui ont si souvent pour cause la même origine; utiles dans les affections chroniques de la poitrine, dans la phthisie pulmonaire, dans le rachitisme, dans les rhumatismes, quand ces maladies ne présentent pas de caractères douteux ou inflammatoires, elles réussiront également dans les asthmes qui ont des rapports avec ces maladies.

TÉRÉBENTHINE.

L'action avantageuse de la térébenthine dans l'asthme s'explique naturellement par l'énergie avec laquelle elle augmente les fonctions vitales.

Vantée dans quelques névroses et névralgies, dans les rhumatismes musculaires surtout, elle agit principalement sur les membranes muqueuses, sur celles du poumon en particulier; on s'en sert dans les catarrhes chroniques, dont elle diminue la sécrétion et pour retarder la fonte tuberculeuse chez les phthisiques; elle permet au praticien de gagner du temps et d'attendre l'action spécifique des altérants.

QUINQUINA.

Le quinquina, si utilement employé contre les accidents anomaux de la goutte, tels que les cardialgies, les entéralgies, etc., etc., le sera également contre l'asthme, que nous considérons, dans certains cas, comme une pneumalgie goutteuse. Le sulfate de quinine, ayant la propriété d'agir sur le système nerveux cérébro-spinal, guérit l'asthme périodique comme il guérit la fièvre intermittente : par les principes toniques et astringents que sa poudre renferme, le quinquina modifie heureusement le sang et les solides, en exerçant sur l'appareil gastro-intestinal une action stimulante, qui le recommande dans les dyspepsies variées dont l'asthme est accompagné.

MÉDICATIONS ADJUVANTES.

Le traitement diathésique de l'asthme ne sera pas circonscrit dans l'usage exclusif des altérants et des remèdes dont je viens d'indiquer l'emploi méthodique et toujours rationnel s'il n'est pas toujours spécifique.

Les diathèses sont rarement aussi simples que je viens de les montrer. Plusieurs diathèses peuvent coexister sur le même individu, manifestes ou latentes, et à des degrés divers. Ce n'est pas souvent la diathèse la plus évidente qui sera la cause de l'asthme, celle-ci suivant d'habitude son cours normal; de là une difficulté parfois assez considérable; on y remédiera, comme je l'ai dit déjà, en s'aidant des ressources de la polypharmacie, et en insistant sur la médication qui paraîtra le mieux réussir.

En cas d'insuccès de ces médications, ou si elles ne sont pas tolérées à cause des idiosyncrasies qui s'y opposent, on aura recours aux altérants analogues, tels que le brome, l'or, le platine, le baryum, etc., et l'on n'oubliera pas le mercure, seul ou associé avec l'iodure de potassium, quand on aura lieu de soupçonner la syphilis, dont la présence est quelquefois un obstacle à toutes les médications.

C'est ainsi que les gommes fétides et les nervins, le tannin, si utile dans la phthisie et dans la sécrétion exagérée qui suit la dilatation des bronches, rendront, au besoin, de véritables services dans le traitement de certains asthmes.

TRAITEMENT DES COMPLICATIONS.

La guérison de l'asthme est souvent entravée par la présence des complications qui l'accompagnent, qu'elles aient précédé l'affection spasmodique ou qu'elles en soient le résultat. Je viens de nommer la syphilis ; il y en a de moins graves : tels sont les embarras gastriques et les affections bilieuses, qui se jugent par les émétiques et les évacuants donnés à doses modérées ; telles sont les différentes variétés de catarrhes, où les préparations antimoniales, ammoniacales, les gommes-résines, les préparations béchiques et autres pourront être utilisées de manière à ne pas produire de dyspepsie susceptible d'activer la marche de la maladie principale ; telle est encore la suppression des hémorrhoïdes et des menstrues, dans lesquelles des applications prudentes de sangsues et les emménagogues seront employés avec avantage.

Comme le fait, avec raison, remarquer M. Théry : « *On a » trop longtemps abusé du mot de pléthore ; la maladie » n'est pas un excès de vie*, elle est essentiellement une *alté-* » *ration*, une *diminution* dans les forces vitales, une *dé-* » *croissance* dans l'ensemble de l'économie, et la surexcita- » tion d'un organe ou d'un système est presque toujours le » signe d'un affaiblissement général. » Donc, hors le cas précédent, on ne saignera jamais *préventivement*, malgré les apparences souvent trompeuses.

Si l'asthme a succédé à une affection herpétique ou rhumatismale, les exutoires seront indiqués; les toniques et toutes les préparations ferrugineuses seront employés avec le plus grand succès contre l'anémie des asthmatiques débilités et les névropathies qui en résultent; enfin, toutes les affections organiques concomitantes, l'emphysème principalement, et les affections du cœur et des vaisseaux, qui retentissent si fatalement sur l'affection asthmatique, s'ils ne la produisent pas, seront pris en grande considération et atténués autant que possible.

TRAITEMENT HYGIÉNIQUE.

J'ai indiqué les remèdes principaux, reconnus par les auteurs, comme étant les plus efficaces contre les accès d'asthme; j'ai développé, avec quelques détails, les médications variées que l'on peut opposer à la maladie; je me suis efforcé d'y mettre de l'ordre, en indiquant à quelles indications plus précises il était permis de les appliquer; il me reste maintenant à passer en revue les moyens hygiéniques les plus propres à prévenir le retour des accès et à consolider la cure. C'est dans l'hygiène que réside peut-être le véritable traitement *prophylactique* de l'asthme, et les asthmathiques ne pourront espérer ni une guérison, ni même du soulagement, si, mettant leur confiance entière dans le traitement pharmaceutique, ils négligent les précautions et les soins d'une hygiène bien entendue.

Je crois inutile de rappeler les indications multiples qui doivent résulter dans le traitement, qu'il soit hygiénique ou pharmaceutique, des idiosyncrasies, de la nature des diathèses, des complications, de la position sociale des individus, etc.; je désire me placer au point de vue le plus général, afin de ne pas être obligé d'entrer dans une quantité de détails, curieux peut-être, mais inutiles à mon sujet; ces indications ressortiront suffisamment de l'exposé des faits, tel que je vais m'efforcer de le tracer; à l'occasion, d'ailleurs, je dirai un mot de celles qui me paraîtront les plus utiles à connaître et dont il est nécessaire de tenir compte.

On sait quelle est la série des causes occasionnelles de l'asthme et leur mode d'action dans cette maladie; la première indication qui se présente, c'est de soustraire le plus possible l'asthmatique à cette action.

Celui-ci devra éviter tout d'abord les causes qui agiront directement sur le tube aérien, ou indirectement sur cet organe, en frappant la peau, dont les fonctions sont si intimement liées à celles des organes les plus importants de l'économie.

POUSSIÈRES, GAZ, ÉMANATIONS, ETC.

Il évitera d'abord : les poussières, les fumées, les gaz, les odeurs, les saveurs, et toutes les émanations qu'il reconnaîtra lui être nuisibles; si sa profession l'expose trop à leur action, il en changera, si c'est possible, et quelle que soit sa situation, il agira de même, notamment si l'exercice du chant ou de la parole le fatigue et ramène les paroxysmes, etc.

REFROIDISSEMENTS, VÊTEMENTS.

En second lieu, il évitera les refroidissements : pendant les saisons froides et brumeuses et, même en tout temps, il portera de la flanelle sur le corps; il sera vêtu chaudement, la poitrine couverte; il évitera l'humidité et le froid aux pieds, qui réagit contre la transpiration insensible, et peut même la supprimer, ce qui a été considéré comme une cause notable de l'asthme : quand il se dirigera contre le vent, surtout s'il est sec et froid, il marchera doucement et se prémunira contre l'entrée de l'air dans les voies aériennes, etc.

EXERCICE.

Les auteurs s'accordent pour recommander à l'asthmatique un exercice modéré, à pied, à cheval ou en voiture ; il faut éviter la fatigue et l'action du vent. Hufeland recommande l'équitation contre l'asthme symptomatique de la tuberculose; l'exercice est indispensable aux goutteux; ils fuiront les occupations sédentaires et les travaux de cabinet, comme le prescrit Hoffmann, surtout s'ils succèdent à d'autres habitudes.

Il est également utile, chez les sujets de constitution nerveuse, chez les hystériques, les hypocondriaques, etc., etc. « L'exemple de Brée, dit M. Théry, se jetant dans la vie » militaire, montre les bons effets de l'exercice et de la dis- » traction, la nécessité d'arracher le malade au milieu qui » l'entoure, de le placer dans des circonstances où ses habi- » tudes sont rompues, de lui créer de nouvelles occupations » soit du corps, soit de l'esprit. »

Renou montait en cabriolet pendant ses accès et les faisait disparaître ; le malade de Laënnec montait à cheval et s'élançait contre le vent.

SOINS MORAUX.

Toutefois, ces malades éviteront, autant que possible, les travaux intellectuels, les études prolongées, et, en général, toutes les émotions vives ; et, s'il ne leur est pas toujours possible de maîtriser certaines impressions soudaines, telles que la frayeur, la colère, l'indignation, la joie même, on leur recommandera de veiller sur eux-mêmes, d'éviter les occasions d'excitation, de modérer leurs passions, et de ne se livrer qu'avec la plus grande réserve aux plaisirs vénériens.

RÉGIME ALIMENTAIRE.

Les écarts et même les simples erreurs de régime ont la plus grande influence sur le développement des accès d'asthme. Le régime doit être simple, uniforme, léger ; les aliments seront choisis dans ceux de facile digestion, trop relevés de goût ou trop pesants, ils seront rejetés ; de même, les légumes flatulents, les fruits verts, les herbes, et, en général, toutes les crudités.

Le malade mangera et boira peu, le soir surtout, et il ne se couchera pas sans avoir l'estomac libre ; il évitera non-seulement l'abus, mais l'usage des boissons alcooliques, dont M. Lefèvre a signalé l'inconvénient sur lui-même, chaque fois qu'à bord de son navire il se permettait d'en prendre. Un peu de vin étendu d'eau sera, aux repas, la boisson habituelle de l'asthmatique.

Suivant leurs idiosyncrasies ou leurs habitudes, les malades pourront prendre, mais avec modération, le thé ou le café, vantés par les uns, proscrits par les autres, et auxquels je ne vois d'autre inconvénient que d'être pris souvent sans besoin ou hors de propos.

Rappelons ici que l'asthme se manifeste sous l'influence des causes les plus débilitantes, et que, quand il a duré longtemps, l'asthmatique se trouve souvent dans un état d'affaiblissement extrême et presque cachectique, d'où il faut déduire la nécessité de rétablir la nutrition et de remonter les forces.

La goutte elle-même, qui réclame des moyens en apparence opposés, ne demande pas toujours un régime atonique et non azoté. Si les altérants et les alcalins réussissent souvent à amender le mal, la goutte n'exige-t-elle pas l'usage du quinquina et des toniques, quand elle a disparu par les progrès de l'âge et qu'elle a épuisé l'économie?

Dans le régime de l'asthmatique, il faudra tenir compte des diathèses, les traiter au début ou dans la période d'état, suivant leur nature et leur degré d'avancement, et se souvenir qu'une fois passées à l'état cachectique, toutes, à peu de choses près, réclament les mêmes soins et surtout le même régime.

HABITATIONS.

Que ce soit par suite de besoins réels ou instinctifs, les asthmatiques réclament des appartements élevés de plafond, bien éclairés, où l'air puisse être aisément renouvelé ; ils seront maintenus à un degré suffisant de chaleur, suivant chaque sujet.

TEMPÉRATURE, CLIMATS.

« Pour mon compte particulier, dit M. Lefèvre, je crois
» que si je pouvais toujours rester soumis au même degré de
» chaleur, de pesanteur et d'humidité de l'air, je n'éprouve-
» rais jamais de retour d'asthme ; malheureusement, cela est
» impossible ; mais il serait facile d'en approcher en habitant
» constamment un pays dont l'influence bienfaisante a été
» reconnue. » Les questions de température et de climat ont donc une importance extrême pour l'asthmatique, et je vais m'y arrêter un instant.

Je viens de parler de l'influence du refroidissement et des précautions que l'on doit prendre pour s'en préserver, cela me dispensera d'insister sur les climats où le froid exerce son action habituelle; on sait d'ailleurs que, d'une part, les climats froids prédisposent singulièrement aux affections de poitrine et à la scrofule, et, de l'autre, que les goutteux y sont nombreux à cause du régime excitant qui leur est nécessaire pour réagir contre leur action incessante; ils ne sont donc pas favorables à la prophylaxie de l'asthme.

Les climats chauds, soit par l'influence débilitante qu'ils exercent sur l'organisme, soit par la fréquence et la nature des accidents météoriques qui s'y produisent, ne lui conviennent pas davantage.

M. le docteur Schnepp, médecin sanitaire à Alexandrie, nous en donnera peut-être la raison dans son intéressant et curieux ouvrage du climat de l'Égypte :

« Si les vents du nord, dit-il, soufflent pendant neuf » mois de l'année en Égypte, les vents d'ouest, du sud, de » l'est, ne sont pas rares, et, ce qu'il importe de savoir sur- » tout, c'est que, dans le Delta, les terribles vents du sud » (le khamsin) règnent principalement en hiver. »

Plus loin, il montre la scrofule et la tuberculose régnant dans toutes les parties de ce pays, et de cet examen il résulte pour nous la conviction que si l'asthme n'y est pas plus fréquent, c'est que sans doute « cette scrofule meurtrière, » qui sévit de père en fils avec son hideux aspect, et qui ra- » vage l'enfance à tous les degrés de l'échelle sociale, laisse » échapper à peine quelques victimes, que la tuberculose at- » teint, et qui arrivent rarement à maturité. »

« La plupart des médecins qui ont pratiqué dans les pays » intertropicaux, dit M. Lévy, ont constaté le maléfice (du » climat) pour les personnes affectées de phthisie naissante, » ou simplement prédisposées à cette maladie. »

Ces deux opinions, confirmatives l'une de l'autre, prouvent que l'asthmatique doit fuir ces climats : 1º à cause de l'action des vents et des poussières qu'ils soulèvent; 2º à cause des écarts de température, relativement considérables, qui se font sentir d'une saison à une autre, d'un jour à un autre, et du matin au soir; 3º et parce que, bien loin d'y voir guérir sa maladie, sa diathèse en un mot, celle-ci s'aggraverait indubitablement puisqu'elle y est, en quelque sorte, endémique.

On peut dire, en thèse générale, que les climats tempérés conviennent le mieux à l'asthmatique; « un air épais, hu-
» mide, tel qu'on le respire dans les pays plats, sur le bord
» des fleuves, est plus favorable aux asthmatiques que celui
» qui présente des qualités opposées. »

Quand la géographie médicale sera mieux connue, peut-être pourra-t-on se montrer plus positif dans les indications climatériques; disons cependant aujourd'hui que les plaines des pays méridionaux, abritées par des montagnes, réalisent assez souvent les conditions signalées par M. Lefèvre, surtout celles qui, sillonnées par des cours d'eau qui les préservent d'une trop grande sécheresse, ne sont pas éprouvées par la violence des vents.

<h3 style="text-align:center">VOYAGES.</h3>

« Quand on se trouve bien dans une localité, on doit,
» autant que possible, ne pas la quitter, sinon, l'on s'ex-
» pose à voir reparaître l'ennemi dont on se croyait délivré. »
Cette crainte dominait M. Lefèvre toutes les fois qu'il était obligé de changer de lieu, et l'expérience lui avait démontré qu'elle était fondée. Cette pensée d'un asthmatique philosophe et médecin prouve que les voyages, tant recommandés, ne sont pas toujours utiles; on comprend, en effet, avec quelle difficulté l'asthmatique voyageur trouvera, sur son chemin, des régions qui lui soient *constamment* favorables.

Quand un malade habite habituellement ou fortuitement un pays qui, décidément, lui est défavorable, il faut bien, pourtant, l'encourager à l'émigration ; mais sur quelles données se fonder pour le diriger dans son choix ? L'un aime mieux la ville que la campagne, l'autre a la préférence contraire ; celui-ci se trouve bien dans les lieux bas, l'autre sur les montagnes ; à l'un il faut un air pur, à l'autre celui de la ville de Londres ; tel quartier, telle rue de la même ville lui réussiront, quand le quartier, quand la rue voisine lui seront nuisibles ; de même pour les climats et les températures. Dans l'état actuel de nos connaissances, nous ne pouvons agir qu'empiriquement ; en appeler à l'expérience du malade, s'il a voyagé, sinon le prévenir des mécomptes qui peuvent l'atteindre avant d'avoir rencontré le lieu qu'il désire, et quand il l'aura rencontré lui conseiller de s'y tenir.

Les voyages sur mer, préconisés jadis, ont été proscrits d'une manière absolue par M. Lefèvre, qui s'en est toujours assez mal trouvé, lui, ainsi que plusieurs de ses collègues de la marine : le régime du bord, l'encombrement, la privation d'air, les appartements exigus, les variations de la température, l'humidité, la sécheresse des vents, l'obscurité qui y règne si souvent, sont autant de circonstances nuisibles qu'il constate, d'après une longue et douloureuse expérience personnelle.

BAINS.

Les bains de sable chaud ont été conseillés par Hérodote, dans l'antiquité, et ce qu'il y a de curieux, c'est que cette pratique est encore usitée à Madagascar, où les asthmatiques se roulent sur le sable échauffé de la plage, puis se frictionnent avec des herbes qui produisent une violente irritation de la peau.

Les bains froids et les bains chauds ont été, tour à tour, vantés dans le traitement hygiénique de certains asthmes, et l'hydrothérapie y compte des succès.

Les bains froids seront utiles chez les sujets débilités, chez les femmes nerveuses, chez les hypocondriaques, chez les hystériques, comme les bains sulfureux le sont chez les herpétiques, et les bains alcalins chez les goutteux; comme les bains de mer, pris en saison et dans un climat tempéré, le sont chez les scrofuleux et les rachitiques, pour tonifier l'estomac et ranimer les fonctions assimilatrices.

On a employé tour à tour les affusions d'eau froide sur le corps, l'immersion dans une baignoire, dans le but de réagir sur la peau, d'activer ses fonctions, de modifier sa sensibilité excessive, et par là même l'irritabilité sympathique des bronches.

D'un autre côté, M. Lefèvre attribue aux bains d'étuve, dont il s'est bien trouvé et aux pratiques qui y sont en usage, la rareté relative de l'asthme dans les diverses contrées de l'Orient qu'il a parcourues.

EAUX MINÉRALES.

Nous connaissons les propriétés altérantes des eaux minérales; nous avons vu de quelle manière elles concouraient au traitement curatif de la maladie asthmatique; mais ces eaux n'agissent pas seulement par le soufre, l'arsenic et les différents sels qu'elles renferment; elles agissent aussi par le voyage, par le changement de lieu, par les distractions qu'elles offrent aux malades; elles agissent surtout, et c'est là ce qui va nous arrêter un instant, par les propriétés révulsives, résolutives et reconstituantes qu'elles tiennent de leur composition, de leur thermalité et de leur mode d'administration. On les donne en boissons, en bains, demi-bains, bains partiels, douches; on en a fait respirer les vapeurs et les gaz, on les poudroie, etc., etc. Ces derniers moyens s'adressent à l'organe affecté, c'est-à-dire aux lésions locales secondaires et aux complications, les autres à l'organisme et à la maladie. Les propriétés révulsives des eaux sulfureuses et arsenicales sont connues; les plus fortes stimulent l'organisme d'une manière plus ou moins énergique, exaltent la sensibilité, et produisent, en accélérant la circulation, de véritables accès de fièvre.

« La peau, animée d'une circulation plus active, est le » siége d'une dérivation qui se manifeste par des sueurs ou » des éruptions spéciales. » (Pietra-Santa, *Union médicale.*)

Sous leur influence on voit reparaître les affections dartreuses disparues, l'eczéma par exemple. (Fontan.)

Elles sont favorables aux personnes à fibres molles et peu irritables, quand leurs maladies (cela est nécessaire) sont dépourvues de tout caractère inflammatoire.

Elles doivent donc être administrées dans l'asthme avec réserve et seulement dans l'intervalle des accès.

Les eaux sulfureuses faibles calment l'organisme exalté, régularisent l'action du système nerveux; leur action est plus lente, plus insensible, elles guérissent ou soulagent, mais jamais elles ne nuisent. (Pietra-Santa, *Un. méd.*)

Des observations analogues peuvent s'adresser aux eaux arsenicales, à celles du Mont-Dore en particulier : avant la découverte de l'arsenic, Bertrand, qui ignorait la présence de ce métal dans les eaux qu'il maniait si bien, attribuait tous ses succès à leur action dérivative, à la *poussée* dont leur usage était suivi, à leur thermalité, et cependant il ne les donnait à ses malades qu'en boisson ; mais aujourd'hui qu'elles sont administrées avec tous les perfectionnements de la balnéologie moderne, ces effets sont plus évidents encore, bien que, pour la guérison de l'asthme, si l'on en croit M. Richelot, ils ne soient plus aussi nécessaires que cet habile praticien le croyait alors.

Les eaux sulfureuses et arsenicales employées hygiéniquement, ou bien, comme dérivatives et résolutives, seront particulièrement utiles dans l'asthme herpétique, dans les bronchites et les catarrhes qui sont sous sa dépendance, etc.

Les eaux iodurées, bicarbonatées et chlorurées-sodiques, seront également dérivatives et résolutives, mais s'adresseront de préférence aux asthmatiques dont les fonctions assimilatrices et dynamiques seront troublées, par exemple, chez les scrofuleux, les goutteux et les névropathiques.

Toutes ces eaux agiront de la même manière, ou à peu près, en tant que reconstituantes, et cela se comprend si l'on se rappelle la formation des maladies chroniques, les altérations organiques qui en résultent, et l'état cachectique presque similaire qui les termine toutes plus ou moins, sans en excepter l'asthme.

La chronicité est le trait d'union qui relie les eaux minérales diverses, et l'on s'explique par elle comment une même source, ou des sources de composition chimique différente peuvent guérir des maladies fort distinctes, et suivant M. Lhéritier, « que l'énumération de leurs propriétés ait » une apparence hyperbolique. »

La chronicité appelle, en effet, la débilité et la cachexie; quel que soit le point de départ du mouvement, l'organisme est ébranlé, les fonctions s'altèrent, la peau fonctionne trop ou trop peu, la respiration s'exécute mal, l'hématose est imparfaite, les sécrétions changent ou se vicient, les fonctions se troublent et languissent, l'équilibre de l'économie est détruit.

C'est alors qu'interviennent heureusement les eaux minérales; elles s'attaquent à la maladie par leurs propriétés *altérantes*; à l'état général, à la débilité cachectique, comme *reconstituantes*. Alors que l'on aura épuisé sur les malades les propriétés toniques du quinquina, du colombo, des ferrugineux, du quassia amara et des analeptiques, les eaux thermales, appliquées topiquement, réuniront les plus grands éléments de succès : elles sont stimulantes; elles excitent la circulation capillaire, les fonctions digestives, la sécrétion des urines, l'excrétion des matières alvines, les appareils musculaires, et en définitive, tout le système des nerfs et des vaisseaux ; elles relèvent l'organisme, le ramènent graduellement à son type normal, et si leur action est suffisamment soutenue, elles le *reconstituent* pour ainsi dire entièrement.

DU MASSAGE.

HISTORIQUE.

Les effets que l'on obtient d'une bonne administration des eaux minérales dans l'asthme sont comparables, sous beaucoup de rapports, avec ceux qui résultent de l'emploi méthodique du massage et de ses manœuvres diverses, appliquées soit sur la totalité, soit sur une portion seulement de l'enveloppe cutanée, dans un but déterminé d'hygiène et de thérapeutique.

Le massage, appliqué à certaines affections médicales et chirurgicales, n'est pas chose nouvelle en France ; il l'est bien moins encore dans d'autres pays, et surtout en Orient, où il se perpétue depuis les temps les plus reculés.

Suivant Hippocrate, « le médecin doit posséder l'expé-» rience de beaucoup de choses, et entre autres celle du mas-» sage... » (Traduct. Littré, vol. iv, f. 103.)

Bien plus, il résulte d'une note de M. Littré, que le massage était antérieur à l'école d'Alexandrie et à celle d'Hippocrate, ce qui avait déjà été dit par Tissot : « Asclépiade pratiquait » la médecine sans l'aide des médicaments. De son temps, il » n'y avait que cinq choses desquelles on usait en toutes » sortes de maladies, savoir : faire diète de boire et de man-» ger ; *frotter les corps*, faire exercice, se promener à pied » et à cheval, faire bercer le malade pour l'endormir. » *Gymnast. méd. et chirurg.*, f° 3, 1780.)

Qu'était le massage dans ces temps primitifs? On voit, en rapprochant les textes épars de la collection hippocratique, qu'à cette époque le massage se composait de *malaxations*, de *pressions*, de *frictions* sèches ou à l'huile, à l'aide d'une brosse ou d'une éponge, et enfin de *tractions* et de *mouvements* imprimés aux muscles et aux articulations, lesquels allaient jusqu'à la douleur.

A part la méthode et quelques perfectionnements de détail, c'est encore ce qui se fait aujourd'hui.

Si je ne craignais de sortir de mon sujet, je pourrais montrer le massage non-seulement chez les Grecs et les Romains, mais aussi dans les livres sacrés de l'Inde et de la Chine, en Afrique, en Amérique, et jusque chez les peuplades encore sauvages des îles de l'Océanie et de la Nouvelle-Hollande ; ses procédés varient suivant les religions et surtout suivant les climats. Les habitants des pays froids se massent pour activer la circulation périphérique, et par des manœuvres violentes, ils excitent la peau à un degré tel qu'ils peuvent impunément se plonger dans la neige au sortir du bain chaud ; dans le Midi, au contraire, on cherche à modérer les exhalations cutanées, et pour cela, dit M. Georgii, « il faut » agir sur l'absorption veineuse extérieure. De là, la nécessité » de l'emploi des frictions, du massage, etc., etc. »

L'origine du massage se perd dans la nuit des temps ; il a été pratiqué à toutes les époques et chez tous les peuples du globe, sous une forme ou sous une autre, au point que l'on est en droit de se demander si ce n'est pas une institution primitive, et s'il n'a pas pris naissance avec les besoins hygiéniques ou médicaux des populations.

Comment des pratiques si anciennes et d'une utilité générale si incontestée ont-elles pu être pendant si longtemps et à ce point négligées en France, qu'après avoir été au moyen âge l'apanage de quelques familles, qui en faisaient une sorte de remède secret, elles soient tombées, peu à peu, entre les mains les plus ignorantes, et qu'elles soient restées parmi nous comme l'enseigne du charlatanisme?

Dans l'antiquité, le massage fut pratiqué d'abord par des personnes revêtues d'un caractère sacré. Hippocrate le recommandait aux médecins. Il faisait partie des exercices des gymnastes, et c'est parmi les gymnastes, comme le dit M. Estradère, qu'il faut chercher les noms les plus célèbres en médecine : Hippocrate, Dioclès, Caryste, Antylus, Archigène, Galien, etc., etc. Le massage y fut donc en honneur, et il méritait d'y être; mais quand, par suite de la corruption des mœurs, il fut tombé entre les mains des esclaves et des courtisanes, les médecins cessèrent de le pratiquer eux-mêmes. Il ne se releva pas après la disparition des sociétés anciennes; il échut en partage aux barbiers, et devint la propriété exclusive des rebouteurs, renoueurs, guérisseurs de toutes couleurs et de toutes robes.

Le massage, le massage médical surtout, fut donc, sinon abandonné complétement, du moins prescrit très peu souvent par les médecins, jusqu'au moment où les progrès de l'anatomie et de la physiologie, au XVIIe et au XVIIIe siècle, lui donnèrent les bases solides, qui lui permirent de se réhabiliter, et le firent entrer, avec Hoffmann et Tissot, dans le domaine de la science exacte et positive.

L'art du massage a suivi la bonne comme la mauvaise fortune de la gymnastique, dont il est une des branches, et la gymnastique elle-même fait partie de la médecine.

« La gymnastique, dit Tissot, est cette partie de la médecine qui enseigne la manière de conserver la santé par l'exercice. »

La gymnastique des anciens comportait des *mouvements actifs*, des *mouvements passifs* et des *mouvements mixtes* ou *actifs* et *passifs* à la fois. Ces derniers mouvements, très bien étudiés par Ling, ont reçu de lui le nom de *passifs-actifs* et d'*actifs-passifs*, et ses successeurs les nomment aujourd'hui *mouvements doubles concentriques* et *doubles excentriques.*

Le massage a pour objet les mouvements passifs et les mouvements mixtes de la gymnastique ancienne. Siré le définit « la pression et le frottement exercés par les mains sur » le corps de l'homme, soit au point de vue hygiénique, soit » au point de vue thérapeutique. »

La gymnastique médicale, sous l'impulsion scientifique qu'elle reçut dans le cours des deux siècles précédents, se répandit assez rapidement en Suède, en Allemagne, en Angleterre ; elle pénétra, mais plus difficilement, en France, et ce n'est qu'au commencement du xixe siècle, qu'accueillie par des hommes éminents, elle commença à faire quelque peu parler d'elle dans les académies.

Mais un doute presque universel accueillit d'abord les succès de M. Récamier, et, malgré les efforts de ses élèves, il n'eut pas le bonheur de voir, de son temps, le massage admis au nombre des moyens rationnels dont la thérapeutique pouvait disposer sans déroger.

Le massage resta, comme devant, une ressource empirique, et bonne seulement à réserver pour certains cas particuliers, et quand les moyens ordinaires avaient échoué.

Cependant, grâce aux travaux de MM. Sarlandières, Piorry, Trousseau et Pidoux, etc.; grâce à de savants et habiles expérimentateurs, on commençait à se rendre compte des phénomènes du massage. Comme au dix-septième siècle, l'anatomie et la physiologie furent prises pour bases des recherches nouvelles, et l'on put enfin établir quelques règles de thérapeutique dans le traitement des maladies par les *mouvements.*

Aujourd'hui, l'on masse partout, si l'on ne masse pas toujours bien ; à Paris, surtout, les médecins les plus en vue l'ordonnent souvent ; mais, à l'exception des chirurgiens qui pratiquent le massage *partiel*, combien de médecins, je ne dis pas le font, mais seulement le surveillent eux-mêmes?

Et, cependant, là est le point essentiel, car si les masseurs
abondent dans la capitale, les bons y sont fort rares, et dans
la province, à part quelques établissements d'eaux minérales,
on peut dire qu'il n'y en a pas d'autres que les empiriques
de la pire espèce, dont le voisinage déshonore le médecin,
qui ne pourrait imiter leurs pratiques sans se compromettre
odieusement.

Mais, parce qu'une chose bonne en soi, utile à l'humanité,
est mal faite ou qu'elle est tombée entre des mains indignes,
est-ce un motif suffisant pour se priver de ses ressources et
ne pas chercher à lui rendre la place qui lui appartient dans
la science? Tel n'a pas été mon avis, et quand, après de
nombreux essais, j'ai été convaincu des avantages du massage dans l'asthme, je me suis résolu à le pratiquer moi-
même, ou du moins à le faire pratiquer sous mes yeux par
une personne intelligente, et même, quand je le peux, par
une personne possédant quelques connaissances médicales
spéciales.

« Tout ce qui est capable d'agir sur l'organisation de
» l'homme peut être employé comme remède, dit Hufeland.
» Ceci s'applique aussi bien aux agents extérieurs qu'aux
» substances destinées à être absorbées, et il est incontestable
» que le massage a une action particulière et rapide sur les
» parties du corps où on l'exerce. On peut donc le ranger
» parmi les remèdes, parmi les moyens de guérison dans des
» circonstances déterminées, et ce ne sera pas un moyen *em-*
» *pirique*, car, du moment où il est subordonné au raisonne-
» ment, qu'il est étudié dans ses effets, tout moyen devient
» rationnel et peut être employé sans que la dignité profes-
» sionnelle ait à en souffrir. » (Quesnoy, *Rec. de Mém. sur
la Méd. et la Chir. milit.*, fév. 1862.)

APPLICATION DU MASSAGE AU TRAITEMENT DE L'ASTHME.

Le massage se divise en massage hygiénique et en massage thérapeutique ; celui-ci peut être général ou partiel.

Il se fait avec les mains ou des instruments, ou des deux manières à la fois.

Les instruments sont la brosse, le gant, la raclette ou strigile, l'éponge, la roulette, le battoir, le faisceau de baguettes, etc.

Il est simple ou médicamenteux ; on l'accompagne souvent de frictions avec des pommades, des graisses, des huiles, des savons, dont les bases varient suivant l'effet que l'on veut obtenir ; je me sers avec avantage, quand je veux une absorption réelle et rapide par la peau, de glycerolés médicamenteux appropriés.

Les manœuvres les plus employées dans le traitement de l'asthme par le massage sont : 1° les frictions sèches ou humides, douces, moyennes ou rudes ; 2° le pétrissage, les malaxations, les froissements, le foulage, le sciage, etc. ; 3° la hachure, le claquement, les vibrations pointées ou profondes, la percussion avec la main ou le battoir ; 4° les mouvements.

Toutes ces manœuvres peuvent être pratiquées ensemble ou séparément dans le massage thérapeutique général de l'asthme ; les frictions et quelques-uns seulement des différents modes de pression et de percussion que je viens d'indiquer, ainsi que les mouvements de *tremble*, sont usités dans le massage thérapeutique partiel, qui se fait ici sur le cou et le thorax.

Quand l'ensemble des fonctions n'est pas troublé et qu'il n'existe pas de signe de cachexie, ce dernier seul est employé et suffit au but que je me propose.

Le massage général sera modéré et s'exercera également sur tous les organes, quand il ne s'agira que de réveiller et de stimuler les fonctions, sans en exagérer aucune; il sera plus énergique, et l'on insistera sur certaines manœuvres, sur certaines parties, sur certains organes, lorsque l'on aura besoin, dans quelques cas particuliers, de les exciter, de les exagérer ou de les faire renaître plutôt que les autres.

Dans la diathèse nervique, le premier mode sera préféré; dans la diathèse herpétique, on s'attachera surtout à modifier la peau; dans l'arthritis, c'est à la membrane cutanée, c'est aux sécrétions; dans la scrofule, c'est aux fonctions assimilatrices qu'il faudra s'adresser de préférence.

Pendant l'accès d'asthme, les frictions douces, devenant graduellement plus rudes, seront faites sur le thorax et sur le cou, avec des glycérolés résolutifs ou calmants iodurés ou belladonés; des pressions y seront jointes si la peau est réfractaire, ou si la sensibilité est émoussée; enfin, on se servira utilement des divers modes de percussion et des mouvements de tremble, s'il y a de l'emphysème pulmonaire permanent ou momentané.

C'est ici que sera particulièrement utile l'emploi des hachures, des claquements, des vibrations même profondes, et de la percussion plus ou moins énergique, selon que le sujet sera plus ou moins impressionnable et chargé de graisse, le mouvement de tremble étant réservé pour le massage du larynx et de la trachée-artère.

Le massage sera dirigé de manière à suivre les muscles respiratoires dans leur forme et jusqu'à leur attache, et, autant que possible, les nerfs qui, directement ou indirectement, ressortissent à la fonction pulmonaire, de telle sorte que son influence se fasse sentir dans les profondeurs de l'organe pour y modifier l'innervation et la ramener à son expression normale.

MODE D'ACTION DU MASSAGE DANS L'ASTHME.

Quel est le mode d'action du massage dans l'asthme?

Les effets physiologiques du massage, si bien observés et si bien décrits par M. Piorry, comparés aux effets thérapeutiques que l'on en obtient dans cette affection, nous aideront à donner une réponse facile à la question ainsi posée. D'après ce professeur, le massage modifie : 1° les fonctions cutanées ; 2° les fonctions musculaires ;. 3° les fonctions de la circulation ; 4° les sensations nerveuses.

Il modifie, en un mot, les fonctions de la vie organique aussi bien que celles de la vie de relation, celles, précisément, qui sont habituellement et fatalement perturbées dans l'affection asthmatique.

« Il modifie les fonctions cutanées en facilitant les fonctions de sécrétion et d'excrétion de la peau, en y rendant l'afflux du sang plus facile ainsi que les phénomènes d'endosmose, et, par suite de l'afflux du sang, modifie la circulation générale, la nutrition et la contractilité musculaire, et rend les mouvements plus aisés : il active la circulation des vaisseaux blancs et leur fonction d'absorption, et par là facilite, dans les cas pathologiques, la résolution des infiltrations séreuses. » (Merat et Delens.)

L'innervation préside à tous ces actes, et y apporte son contingent d'action ; c'est par l'excitation de la peau qu'elle entre en scène et que de là elle rayonne dans tout le système.

« Cette membrane , indépendamment de sa puissance d'absorption, est encore un des appareils les plus essentiels dans notre organisme. Son importance ressort de la nature de ses fonctions, de leur étendue et de l'exquise sensibilité qui la rend apte à recevoir et à communiquer des impressions capables de modifier l'action d'organes éloignés, mais avec lesquels elle a cependant des connexions vasculaires et nerveuses, par conséquent des relations fonctionnelles qui font des différentes parties du corps humain un tout absolument indivisible. » (Lhéritier.)

Sous l'influence de la friction, par exemple, les extrémités terminales des nerfs ganglionnaires qui rampent sous la peau seront excitées et transmettront leur excitation au système entier, dont les fonctions seront aussi augmentées par les contractions qu'il détermine dans cette membrane ; il réagira sur les autres fonctions signalées par M. Piorry, et, par la même raison, le système nerveux tout entier sera impressionné quelquefois jusqu'à l'exagération de ses fonctions. « Mais, si pour ce motif, dit M. Estradère, le massage produit, pendant les premières minutes, un sentiment pénible, cette sensation disparaît rapidement pour faire place au bien-être signalé par tous les auteurs. »

« Ceux qui se soumettent au massage, suivant M. Sarlan-
» dière et les auteurs, éprouvent une indicible sensation de
» bien-être et d'excitation ; il semble, à ceux qui sont débi-
» lités et roidis par la fatigue et la maladie ou par l'âge, que
» l'élasticité musculaire de la jeunesse se réveille sous la
» main qui les presse, que les forces se rétablissent, que le
» jeu de toutes les fonctions s'exerce plus librement. La fati-
» gue surtout, qui résulte de l'abus de la marche, de la veille
» ou de l'abus des plaisirs de l'amour, disparaît pendant
» l'acte du massage. »

Que se passe-t-il chez l'asthmatique, sous l'influence du massage thérapeutique, même partiel? Précisément des phénomènes analogues à ceux que nous venons de décrire ; et d'abord, un soulagement immédiat, dont M. Lefèvre a pu, par lui-même, constater les effets, et qui souvent permet le sommeil dès la première nuit.

Ainsi que l'a dit Savary, dans ses *Lettres sur l'Égypte*, « quand on est parfaitement massé, on se sent comme régé-
» néré, et l'on sent un bien-être universel : *le sang circule*

» *avec facilité, et l'on se trouve dégagé d'un poids énorme;*
» on éprouve une légèreté jusqu'alors inconnue... »

Les bienfaits du massage se font sentir presque immédiatement : *pendant l'accès*, les frictions ont été recommandées dès la plus haute antiquité par Celse en particulier, qui voulait qu'on les fît *nombreuses, soit au feu soit au soleil, et poussées jusqu'à la sueur ;* ce sont les frictions dérivatives.

D'autres exercées doucement, d'abord, et dont la force est graduellement augmentée, qui peuvent être aidées par des pommades excitantes ou calmantes ou résolutives, suivant les cas, sont les frictions propres du massage ; celles-ci portent leur action sur le système nerveux, dont elles régularisent les fonctions jusque dans les profondeurs mêmes du poumon. Par elles et par l'emploi combiné des différents modes de pression et de percussion, cette action est également portée sur les muscles respirateurs qu'elles *reposent* et qu'elles dirigent dans leurs efforts suprêmes ; elles facilitent enfin la sortie des mucosités et hâtent, par conséquent, la fin de l'accès.

Le massage est encore utile pendant l'accès, contre l'emphysème vésiculaire *momentané* qui s'y produit, et qu'il peut empêcher de devenir *persistant*. On comprend, en effet, que, outre son action dynamique, il ait aussi une action mécanique qui permet aux vésicules ébranlées d'exprimer avec plus de facilité le trop plein de l'air qu'elles retiennent.

Il est utile *dans l'intervalle des accès* par les changements qu'il apporte aux idiosyncrasies, à la sensibilité de la peau, à son impressionnabilité par le froid et par l'humidité, qui favorisent l'apparition des rhumes et des catarrhes, dont la persistance oppose les obstacles les plus grands au traitement de l'asthme et entretient la maladie.

Il est utile *contre la maladie* par les modifications qu'il imprime à l'économie ; par la manière dont il réagit sur toutes les fonctions de la vie organique et, spécialement ici, sur les fonctions de circulation, de sécrétion, d'absorption et d'innervation.

Il est utile, enfin, pour combattre la plupart des complications qui sont la suite presque inévitable des troubles fonctionnels occasionnés par l'asthme, surtout quand il est arrivé à un certain degré ou qu'il a duré un certain temps.

LE MASSAGE DANS LES COMPLICATIONS.

C'est ainsi que M. le professeur Grisolle le recommande dans le traitement des bronchites et des catarrhes pulmonaires chroniques.

Je l'ai vu chez un ouvrier horloger, dont l'asthme était compliqué de bronchites répétées, entretenues par une impressionnabilité extrême de la peau et auquel la toux ne laissait de repos ni le jour ni la nuit, modifier cette disposition fâcheuse, et, en s'opposant au retour des bronchites, permettre le traitement de l'asthme, qui dès lors put être combattu avec succès.

Je l'ai vu, en quelques jours seulement, chez un asthmatique âgé de soixante-six ans, né d'une mère asthmatique et d'un père goutteux, atteint depuis son enfance d'un catarrhe pulmonaire chronique, contre lequel, disait-il, il avait tout fait, produire une amélioration telle que le malade avouait que, depuis longtemps, il ne s'était pas encore trouvé aussi bien, et qu'il retourna dans son pays, trop tôt peut-être, mais en se promettant, toutefois, de continuer son traitement du mieux qu'il pourrait.

Il me serait aisé de multiplier et de varier ces exemples ; je préfère appeler de suite l'attention sur la sûreté de son emploi dans l'emphysème vésiculaire.

Le massage ne guérit pas l'emphysème vésiculaire, je veux dire la lésion ; mais sous son influence elle ne s'aggrave pas, ce qui est déjà quelque chose, et, de plus, il modifie la dyspnée de la manière la plus heureuse.

C'est de l'emphysémateux, quand il est bien massé, qu'on

peut dire avec raison *qu'il se sent soulagé d'un poids énorme et qu'il est plus léger*. Il est quelquefois difficile de l'empêcher d'en donner la preuve immédiate, et j'en ai vu plusieurs, que la dyspnée forçait à s'arrêter à chaque marche quand ils venaient se faire masser, descendre et, aussitôt, remonter l'escalier avec une certaine rapidité, et prouver avec animation les avantages des manœuvres auxquelles ils étaient soumis.

Dans les affections organiques du cœur concomitantes, le massage, en favorisant la circulation périphérique, s'oppose aux congestions intérieures, empêche la stase des liquides, et facilite leur résorption, en excitant, comme je l'ai dit plus haut, l'activité fonctionnelle du système ganglionnaire ou à vaisseaux blancs.

Cependant, il faut l'avouer, tout ne se passe pas toujours avec cette simplicité, et, comme je l'ai dit dans l'Avant-Propos de ce travail, le massage dans l'asthme n'est pas une panacée ; il ne guérit donc pas toujours ; mais alors même qu'il ne guérit pas, il soulage encore, et dans tous les cas, pratiqué avec mesure et prudence, il n'est jamais nuisible.

C'est à ce titre que je recommande son emploi dans l'asthme. Je le regarde comme le meilleur adjuvant de la thérapeutique méthodique et rationnelle de la névrose pulmonaire ; combiné avec les divers agents de la matière médicale que j'ai indiqués, il donnera toujours les meilleurs résultats possibles.

Il réussira, même, seul et quand tous les autres moyens auront échoué.

CONCLUSION.

Quel a été le but de ce travail? L'étendue que j'ai donnée
au traitement prouve que, tout en insistant sur les vues théoriques qui m'ont semblé se déduire comme d'elles-mêmes
des faits, ce but a été tout à fait pratique.

En cherchant à mettre hors de doute la nature diathésique
de la névrose asthmatique, j'ai voulu démontrer qu'il était
possible de fonder sur cette connaissance une thérapeutique
rationnelle et d'une application aussi certaine pour le succès
que celle des médications usitées dans les autres maladies.

J'ai voulu démontrer aussi que la médication instituée
par M. le professeur Trousseau *contre la maladie* était utile,
précisément et uniquement, parce qu'elle s'adressait à la cause
première, à la diathèse, et je me suis efforcé d'en vulgariser
l'usage en donnant plus de précision à ses indications, que
l'illustre professeur me semble avoir données d'une manière
quelque peu *empirique*, en les basant sur l'expérience plutôt
que sur la nature même de la maladie.

J'ai voulu prouver enfin que l'art possédait aujourd'hui
des moyens de guérir l'asthme, au moins dans la généralité
de ses manifestations, que, parmi ces moyens, le massage
thérapeutique tenait le premier rang, et que la plupart, aidés
d'une bonne hygiène, modifiaient tellement l'organisme

que l'on pouvait dire qu'ils attaquaient la maladie dans les profondeurs intimes des tissus, et que, souvent, ils triomphaient de son principe.

C'est aux praticiens à juger de la réalité des faits que j'avance.

Il me reste à dire un mot du titre de ce livre. Je lui ai donné celui de *Guide de l'asthmatique*. Est-ce pour augmenter le nombre de ces livres hybrides, de ces médecines sans médecin qui ne cessent d'inonder la littérature médicale actuelle? J'espère que mes confrères ne s'y tromperont pas.

S'il tombe jamais entre les mains des personnes du monde, ce livre ne peut leur apprendre qu'une chose : la difficulté de la matière, même pour le médecin le plus instruit et le plus expérimenté ; l'impossibilité pour l'empirique et le charlatan d'instituer une thérapeutique efficace pour chaque cas particulier, la thérapeutique de ces charlatans étant fatalement la même pour tous. Je crois avoir fait comprendre la nécessité de faire appel aux soins les plus éclairés si l'on veut entreprendre une cure avec quelque chance de succès.

Ce livre, n'atteignît-il que ce résultat modeste, je me féliciterais encore de l'avoir écrit.

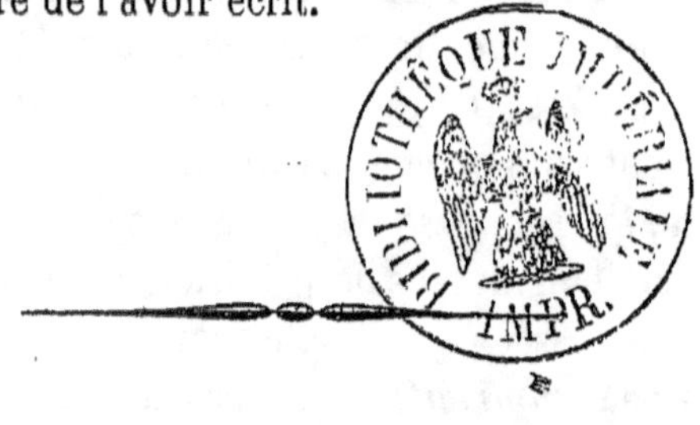

TABLE DES MATIÈRES.

	Pages.
AVANT-PROPOS	1
CONSIDÉRATIONS GÉNÉRALES	5
ÉTYMOLOGIE	8
ANATOMIE ET PHYSIOLOGIE	10
DÉFINITION	20
DESCRIPTION	20
Prodromes	20
Paroxysme	21
SYMPTOMATOLOGIE	24
Expectoration	24
Respiration	24
Râles	24
Dyspnées organiques, caractères différentiels	25
Pouls	26
Urines	26
L'asthme suivant les âges. — Chez les vieillards. — Chez les enfants	26
ÉTIOLOGIE	28
CAUSES EXTERNES	28
Variations atmosphériques. — Climats	28
Hauteur barométrique	30
Température. — Saisons	30
Chaleur. — Froid	31
Vents	32
Lumière	33
Influence lunaire. — Électricité	34

Pages.

Odeurs, saveurs, émanations............................... 34
Fumées, gaz, poussières, professions...................... 35
CAUSES MORALES... 39
CAUSES INTERNES OU INHÉRENTES A L'INDIVIDU................. 40,
Hérédité.. 40
Age. — Sexe... 40
Tempérament lymphatique................................... 41
    Id.   sanguin et bilieux-sanguin.................. 41
    Id.   nerveux...................................... 42
Vices de conformation, idiosyncrasies, lésions organiques.... 42
Mode d'action des causes.................................. 43
RÉSUMÉ.. 48

ANATOMIE PATHOLOGIQUE..................................... 49

Lésions du système nerveux, de l'appareil respiratoire...... 49
    Id.   id.   circulatoire. — Abdominal............. 50

SIÉGE ET NATURE. — Historique............................. 51

Galien, Celse, Arétée. — Avicenne et les Arabes........... 52
Albert le Grand, Roger Bacon, Raymond Lulle. — Paracelse,
    Van Helmont... 53
Lepois, Sennert, Rivière, Fernel. — Salviaticus. — Dehaen,
    Redler. — Plœter, Johnston............................ 54
Willis, Barbeyrac. — Boerhaave, Etmuller.................. 55
Sydenham, Hoffman, Sauvage. — Floyer, Schultz............. 56
Cullen. — Pinel, Ryan, Federigo. — Brée.................. 57
Laënnec. — Hufeland. — Delens, Reissessen, Cruveilhier. —
    Rostan, Bricheteau, Bégin............................. 58
Georget, Charles Bell. — Broussais. — Baillie, Breschet..... 59
Copland, Ramadge, Sandras. — M. Théry.................... 60
Segers, Américains....................................... 61
Ferrus. — Charles Pinel. — Piorry, Gendrin............... 62
Bretonneau. — Hyde de Salter............................. 63
Putegnat, Lefèvre.. 64
Beau... 65
Trousseau.. 66

EXAMEN DES DOCTRINES DOMINANTES........................... 67

L'asthme est dû à des congestions sympathiques des affections
    du cœur et des gros vaisseaux......................... 67
L'asthme est presque exclusivement la manifestation d'un
    emphysème pulmonaire.................................. 70
L'asthme est un vice de sécrétion bronchique............. 74
Objections de M. Trousseau............................... 81
L'ASTHME EST UNE NÉVROSE................................. 83
Parallèle de l'asthme et de la coqueluche................ 83

Pages.

Les symptômes de l'asthme prouvent la névrose............ 84
Les causes agissent sur le système nerveux............... 84
Le traitement confirme l'existence de la névrose........... 86
LA NÉVROSE PRODUIT LE SPASME DES BRONCHES.............. 87
Qu'est-ce qu'un spasme........................... 87
Origine de la théorie du spasme..................... 88
Théorie de M. Lefèvre........................... 90
Réfutation de M. Théry........................... 91
SIÉGE DE LA NÉVROSE.,........................... 92
NATURE DE LA NÉVROSE........................... 95
Qu'entend-on par diathèse?......................... 95
L'asthme est l'expression symptomatique d'une diathèse..... 97
L'asthme est une maladie spontanée................... 98
L'asthme est une maladie chronique................... 99
L'asthme est une maladie héréditaire.................. 101
Identité de nature entre les symptômes de l'asthme et les
    troubles fonctionnels divers que produisent certaines dia-
    thèses...................................... 105
Quelles sont les diathèses susceptibles de produire l'asthme? 107
Diathèses pathogéniques de l'asthme................... 108

CLASSIFICATION 113

ASTHME, NÉVROSE DIATHÉSIQUE. 114
Diathèses pathogéniques ou holopathies (Marchal de Calvi)... 114
Avantages des distinctions basées sur les diathèses......... 115

DIAGNOSTIC..................................... 117

DIAGNOSTIC DIFFÉRENTIEL DES SYMPTOMES.............. 117
DIAGNOSTIC DE LA MALADIE......................... 119

PRONOSTIC..................................... 121

PRONOSTIC DES ACCÈS............................. 121
PRONOSTIC DE LA MALADIE......................... 123

TRAITEMENT.................................... 126

CONSIDÉRATIONS GÉNÉRALES........................ 126
Est-il permis de prévenir et de comprimer un accès d'asthme?.. 127
Il faut combattre la maladie........................ 130
TRAITEMENT DE L'ACCÈS........................... 132
Soins hygiéniques............................... 132
Boissons...................................... 133
Moyens adjuvants. — Saignée....................... 135
Dérivatifs..................................... 136
Antispasmodiques 138
Narcotiques. — Opium............................ 141
Solanées vireuses................................ 142

Pages.

Fumigations narcotiques... 144
    Id.   arsénicales................................... 147
    Id.   nitrées....................................... 148
    Id.   diverses. — Ammoniaque................. 150
Moyens divers... 152
TRAITEMENT DE LA MALADIE....................................... 154
TRAITEMENT PHARMACEUTIQUE..................................... 155
Belladone... 159
Arsenic... 160
Iodure de potassium... 162
Soufre.. 163
Térébenthine... 164
Quinquina.— Adjuvants.. 165
Traitement des complications.................................... 166
TRAITEMENT HYGIÉNIQUE... 167
Poussières, gaz, émanations..................................... 168
Refroidissements, vêtements. — Exercice........................ 169
Soins moraux. — Régime alimentaire............................ 170
Habitations.— Température, climats............................. 171
Voyages.. 173
Bains... 174

EAUX MINÉRALES.. 175

MASSAGE. Historique... 178

Application du massage au traitement de l'asthme.............. 183
Mode d'action du massage dans l'asthme........................ 185
Le massage dans les complications.............................. 188

CONCLUSION.. 191

PARIS — IMPRIMERIE DE DUBUISSON ET Cᵉ, 5, RUE COQ-HÉRON.

BIBLIOTHEQUE NATIONALE DE FRANCE
3 7531 02772304 9

www.ingramcontent.com/pod-product-compliance
Lightning Source LLC
LaVergne TN
LVHW021704060726
842527LV00003B/1005